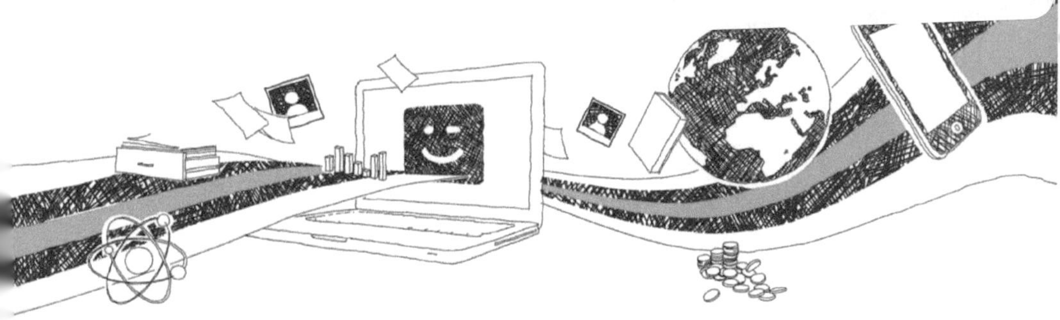

Thomas Angerer

Beschwerden und Verletzungen im Mountainbike-Sport

GRIN Verlag

Bibliografische Information der Deutschen Nationalbibliothek:

Die Deutsche Bibliothek verzeichnet diese Publikation in der Deutschen Nationalbibliografie; detaillierte bibliografische Daten sind im Internet über http://dnb.d-nb.de/ abrufbar.

Impressum:

Druck und Bindung: Books on Demand GmbH, Norderstedt Germany
ISBN: 978-3-656-65048-5

Dieses Buch bei GRIN:

http://www.grin.com/de/e-book/214046/beschwerden-und-verletzungen-im-mountainbike-sport

Beschwerden und Verletzungen beim Mountainbike-Sport

Hausarbeit im Rahmen der ersten Staatsprüfung für das Lehramt für Haupt- und Realschule

Vorgelegt von

Thomas Angerer

Rostock, 1.September 2011

(Arbeitsmedizin, Sportmedizin, Sozialmedizin / Institut für Präventionsmedizin / Universität Rostock / Medizinische Fakultät)

Gliederung

1. Einleitung

Mountainbiken war 1996 erstmalig als CrossCountry (CC)-Rennen bei Olympia vertreten und ist seit 2000 -aufgegliedert in einzelne Wettkampfskategorien- als olympische Sportart etabliert.

Schon damals im Jahr 1996 bei Olympia, war der Mountainbikesport mehr als nur ein cooler Trendsport für ein paar Freaks, sondern ein ernstzunehmender Wettkampf. Bereits 1998 hatte der Mountainbikesport seine aktiven Anhänger von 2,6 Millionen (1). Nach Angaben vom Zweirad Industrie Verband gibt es 69 Millionen Fahrräder derzeit in Deutschland. Beim Vergleich der Verkaufszahlen und der Verteilung der Fahrradmodelle von 2009, werden den Mountainbikes 11 % Marktanteil zugeordnet. In Anbetracht dessen, müsste es demzufolge 7,59 Millionen Mountainbikes in Deutschland geben. Da nach Auskunft des Statistischen Bundesamtes 81,8 Millionen Menschen in Deutschland leben, besitzt theoretischerweise mindestens jeder 10. ein Mountainbikefahrrad.

Am 31. August 2011 eröffnete die *20. Eurobike – the global show* ihre Tore und präsentiert die aktuellsten Trends der Fahrradszene. 1991 eröffnete sie erstmals unter dem Namen *Mountainbikemesse* mit 268 Firmen. Nun, 20 Jahre später, werden 1.180 Aussteller ihre Produkte (Fahrräder sämtlicher Kategorie und Zubehör) dem (Fach-) Publikum präsentieren. Laut den ersten Presseberichten werden Mountainbikes mit Hybridtechnologie, „Megatrend 29“ (MTB mit 29“-Zoll Bereifung) und weitere Neuerungen zu sehen sein.

Aufgrund der Vielseitigkeit und Unterschiede der einzelnen Disziplinen und Untergruppierungen des Mountainbikesports – CrossCountry (CC/XC), Downhill (DH), DualSlalom (DS), Fourcross (4X), Freeride (FR) und Dirt – hält diese Sportart, den Sporttreibenden nicht nur fit, sondern bietet auch Thrill, Abenteuer und Natur. Aufgrund der Geländetauglichkeit des Mountainbikes kann sich der Fahrer abseits des Verkehrs seinen Weg in der Natur suchen. Eine bislang nur mit dem Auto bekannte Gegend lässt sich mit dem Mountainbike bewusster erfahren sowie verborgene Naturerlebnisse entdecken.

Den Trendsport Mountainbiking kann man leicht in den Alltag integrieren, von überall starten - ob von zu Hause oder vom Urlaubsort.
Man kann lange und kurze Strecken radeln, langsam oder schnell in die Pedale treten, einen Weg mit erhöhtem oder geringerem Schwierigkeitsgrad nehmen. Diese Entscheidungsmöglichkeiten machen das Mountainbiken ähnlich vielseitig wie die oft zitierte Allroundsportart Laufen bzw. Joggen.
Die Ausübung schult die Geschicklichkeit, Balancefähigkeit und stärkt die körperliche Kondition.

Leider wird mit der Sportart Mountainbike auch Negatives in Verbindung gebracht. Durch den Wandel von einem wenig betriebenen Trendsport zu einem Breitensport birgt auch Schattenseiten. So heißt es oft, dass ein Kampf um den Berg zwischen Wanderern und Mountainbikern entbrannt ist. Da der Mountainbiker meist auf die Infrastruktur der Wanderwege zurückgreift, kommt es zu einer gemeinsamen Nutzung der gleichen Wege und somit vor allem während der Wandersaison zu beiderseitigen Nutzungsansprüchen. Zusätzlich sorgt die mangelnde Einhaltung von Streckensperrungen für Mountainbiker für Unmut in der Bergland- und Forstwirtschaft. Dabei entstandene Erosion beim Bremsen, Furchen sowie Bodenbeschädigung ärgern die Bauern und Förster (S.36-37 (2)).

2. Sportart Mountainbiken

2.1 Entwicklung der Sportart Mountainbiken

Seit der Erfindung des Zweirades im Jahr 1817 mit der Holzdraisine beschränkte sich dessen Einsatzbereich nicht nur auf befestigte Straßenbeläge sondern auch zwangsweise durchs ruppige und unebene Gelände, da es noch keine befestigten Straßen gab. Selbst in frühen Jahren wurde das Fahrrad als Behelfsmöglichkeit beim Bergwandern oder zu Hüttenbegehungen eingesetzt. Auch als Transport- bzw. Verkehrsmittel und Arbeitsgerät wurde es in der Berg- und Landwirtschaft verwendet - aber hier schon vom „Outdoorsport Mountainbiking" zu sprechen, ist vollkommen falsch (S.1 (3)). Auf der amerikanischen Webseite „The Mountain Bike Hall of Fame & Museum" wird jedoch darauf hingewiesen, ob nicht sogar die „Buffalo Soldiers" im August 1896 auf ihrem Trip von Missoula, Montana zum Yellowstone die ersten Mountainbiker waren, da es deren Mission war, ein Fahrrad für den militärischen Nutzen im bergigen Terrain auszutesten (4).

Zu Beginn des 20. Jahrhunderts fanden erstmals Cross-Rennen statt, doch erst durch die Entwicklung der großvolumigen Luftreifen in den 30-er Jahren wurde das Fahren auf und abseits der Straßen leichter, sicherer und angenehmer als zu den Zeiten der Vollgummi- oder stahlummantelten Reifen (S. 16 (5); S. 323-326 (6)). 1942 brachte der deutsche Fahrradhersteller Adler ein sogenanntes „Berg- und Thalrad" auf den Markt, dies hatte aber keine Ähnlichkeit mit den gegenwärtigen Mountainbikes (S. 1 (3)).

In den 70er Jahren machte eine kleine Gruppe von Fahrradbegeisterten die Forstwege und Feuerlöschwege zur Brandbekämpfung der kalifornischen Berge, besonders am Mount Tamalpais nahe San Francisco, unsicher. Sie fuhren mit aus Schrottteilen zusammengebauten oder zeitgemäßen und handelsüblichen Fahrrädern, sog. Cruiser, Ballooner und Clunker, die nur mit einem Gang, Ballonreifen und einer massiven Trommelbremse ausgestattet waren (S. 1-2 (3); S. 16 (5); S. 108 (7). Unter ihnen waren die vier MTB-Pioniere Gary Fisher, Charly Kelly, Joe Breeze und Tom Ritchey, die ihre klassischen amerikanischen Fahrräder im Laufe der Zeit an ihren Verwendungszweck anpassten und nach ihren Ansprüchen weiter entwickelten. So konnte durch die Montage eines Kettenumwerfers und Schaltwerks die Ganganzahl und somit das Übersetzungsverhältnis erhöht und damit das Bergauffahren ermöglicht werden. Weitere Fahrradkomponenten wie Fahrradrahmen bzw. Rahmengeometrie sowie andere Anbauteile wurden entsprechend den Bedürfnissen umgestaltet und führte Ende der 70er Jahre zur Neukonstruktion des „Ritchey Mountain Bike"s, welches in der gleichnamigen Firma gebaut wurde (S. 17 (5)). Im Januar 1980 wurde es erstmals auf der internationalen Bike Show in Annaheim (USA) vorgestellt und löste große Begeisterung aus – der Name „Mountainbike" wurde etabliert (S. 17 (5)). Schon bald danach gab es Nachahmer, Kopierer und Umgestalter des Ritchey Bikes. Das große Interesse an diesen Bikes sorgte dafür, dass die Stückzahlenproduktion besonders nach Südostasien verlagert wurde, um durch die dortige Massenproduktion mit günstigen Preisen auch den europäischen Markt zu erschließen (S.17 (5); S.111 (7)).

Während die ersten Fahrradexemplare zum Mountainbiken noch über 20 Kilogramm schwer waren, stellt es heute kein Problem mehr dar, ein Mountainbike unter 10 Kilo zu bauen. Durch die Verwendung von Hightech-Materialien wie Carbon, Titan und hochfeste Aluminiumlegierungen lässt sich dies einfach realisieren. Zusätzlich zu den neuen Materialien entwickelte sich die Mountainbiketechnik über die Jahrzehnte kontinuierlich weiter. Die Weiterentwicklung der Gangschaltungen beispielsweise ermöglicht einen

Gangwechsel fast wie von selbst. Selbst bergauf unter Last in den nächst größeren bzw. kleineren Gang zu schalten, ist nun kein Problem mehr (S. 2 (3)).

Ein neues Zeitalter im Mountainbikesport läutete die erste Federgabel „RS1" von Paul Turner (Rock Shox) im Jahr 1986 ein. Der Aufbau und die Funktionsweise der Federgabeln wurden seither stark weiterentwickelt und schon bald kam in den 90er Jahren das erste komplett gefederte Mountainbike, das "Fullsuspensionbike" oder auch als „Fully" bekannt. Die neuesten und innovativsten Techniken kommen allerdings nicht mehr nur von den Mountainbikegründern, sondern mittlerweile auch aus der Motorradbranche, da diese auf dem Gebiet der Federungen und Federtechnik sowie der Bremsanlagentechnik einen gewaltigen Vorsprung durch den Motocross haben (z.B. FOX, Magura). Einflüsse aus der Automobilrenn-, Flugzeug- und Weltraumtechnik fließen im Bereich Rahmengeometrien und Materialien mit ein (z.B. Carbon, Titan, Aluminium). Der aktuelle Trend bei den Bikes geht klar zu mehr Federweg und Komfort - wobei man allerdings nicht außer Acht lassen darf, dass das Mountainbiken ganz spezifische Anforderungen an ein Fahrwerk stellt (S.36-64 (7)).

Genauso wie sich die Geschichte des Mountainbikes vorerst nur in den Vereinigten Staaten entwickelte, hat sich auch der Mountainbike-Rennsport anfänglich nur in Amerika etabliert.

1976 kam dem MTB-Pionier Charly Kelly die Idee, auf dem Hausberg von Fairfax eine Serie an Abfahrtsrennen mit circa 3 km Länge auf der *Cascade Canyon Fire Road* zu veranstalten (S.109 (7)). Da die steile Piste die Rücktrittbremse so sehr beanspruchte, dass diese bis zum nächsten Einsatz neu geschmiert - also ge-„repacked" - werden musste, wurden diese Rennen auf den Namen „Repack" getauft. Diese Rennen entwickelten sich stetig weiter bis es zur Großveranstaltung von bis zu 200 Teilnehmern wurde. Seit 1983 wurde „Repack" wegen fehlender (jemals) offizieller Genehmigung verboten.

Daraufhin gründete sich im Hause Charly Kelly die *National Off-Road Bicycle Association*, kurz NORBA genannt. Diese organisierte 1983 die ersten Wettkämpfe im Downhill (Abfahrt), Uphill (Bergrennen) und Dual-Slalom (Wettkampf zwischen zwei nebeneinander, die gleiche Strecke Fahrenden) (S.110-111 (7)). An dem stattfindenden Wochenende gab es einzelne Disziplinsieger bzw. -innen sowie einen Gesamtsieger / -in. Auch in Deutschland fand 1983 das erste Mountainbikerennen statt, jedoch erst 1991 war der erste Ländervergleich in der regulär stattfindenden Weltcupserie möglich (S. 323-326 (6)).

2.2 Disziplinen (Cross-Country, Downhill, Dual-Slalom, Mountain-Cross, Marathon-Cross)

2.2.1 Cross-Country (CC / XC)

Am meist verbreitesten ist das Cross-Country-Fahren. Der Geländeverlauf beim CC ist gemischt: Man nutzt die Infrastruktur von vorhandenen Wanderwegen sowie Feld-, Forst- und Bergwirtschaftswegen. Demzufolge ist der CC-Fahrer nicht nur auf Schotter-, Feld- und Sandwegen unterschiedlicher Breite sondern auch auf Teerstraßen unterwegs.
Ein CC-Rennen beginnt meist mit einem Massenstart und dauert in der Regel ca. 2-3 Stunden. Sie werden meist in Form eines Rundkursrennens ausgetragen, bei der der Athlet mehrere Runden über befestigtes und unbefestigtes Gelände zu fahren hat. Bedingung ist, dass alle Wettkampfpassagen unter allen Witterungsverhältnissen befahrbar sind und das Höhendifferenzprofil bei ca. 1.500 – 3.000 hm (hm = Höhenmeter) liegt ((8); S. 5-6 (3); S. 160 (9)).

2.2.2 Mountain-Cross

Bei Mountain-Cross-Rennen befahren und überwinden die MTB-Athleten Bergpässe und Gebirgsketten innerhalb eines gesetzten Zeitintervalls. Diese können Ein- oder Mehrtagesrennen sein, wie die sog. Transalp-Rennen. Bei der diesjährigen *14. Craft-Bike-Transalp powered by Nissan 2011* müssen die Teilnehmer in 8 Tagesetappen eine Gesamtstrecke (von Mittenwald (BRD) nach Riva del Garda (ITA)) von 670 km meistern. Hierbei überwinden sie 21.504 hm. Das Streckenprofil beinhaltet neben Asphalt- und Schotterwegen, schwierigen Singletracks auch Schiebe- und Tragepassagen. Der Mix aus Anstiegen und Downhills bieten den Teilnehmer Abwechslung und Herausforderung (S. 24 (10)).

2.2.3 Marathon-Cross

Marathon-Cross-Rennen sind Langstreckenrennen, bei denen eine Strecke von bis zu 80 km abzufahren ist. Diese Renntypen variieren nach Veranstaltung, entweder sind es einmalig abfahrbare Rundschleifen oder Rennen, die von A nach B führen. Die zu bewältigenden Strecken sollten meist in 4 h abfahrbar sein und ein Höhenprofil von bis zu 5.000 hm besitzen. Der Streckenverlauf geht meist über Berge und durch Täler, beinhaltet abwechselnd Asphalt-, Feld-, Wald- und Schotterwege bis hin zu Singletrails ((8) ; S. 160 (9)).

2.2.4 Freeride

Der Mountainbike-Sportbereich „Freeride" setzt sich aus den englischen Wörtern Free (frei) und Ride (reiten) zusammen und bedeutet im übertragenen Sinn die "Freie Fahrt" mit dem Mountainbike, oder „mit dem Rad so zu fahren, wie man will". Das Freeriden wurde in Whistler B.C. in Kanada erfunden, erfreut sich immer größerer Beliebtheit und findet von Jahr zu Jahr mehr Anhänger.

Bei dieser Mountainbikesportart steht die „Freie Fahrt" im Gelände im Vordergrund und beinhaltet die Kombination von Bergauf- und Bergabfahren, Sprüngen über natürliche und künstliche Hindernisse und technische Manöver während der Fahrt. Durch die Errichtung von Bikeparks und die Umrüstung von Wintersport-Liftanlagen in den letzten Jahren zu Gunsten der Wünsche der Mountainbiker, ist es nun möglich, einige Höhenmeter mit dem Lift zurückzulegen, um dann mit eigener Kraft, die bergab führenden Wege hinaufzufahren. Eigens angelegte Freeride-Parks mit künstlichen Holzaufbauten, Sprungarrangements und Steilwandkurven in der Abfahrt fordern hohes fahrtechnisches Geschick und liefern Abenteuer und Thrill-Gefühle. Angeheizt wird die Freerideszene auch durch Magazine, Events und diverse Filme; selbst Computerspiele sind auf dem Markt.

Zusätzlich existieren hierzu auch spezielle Unterarten des Freeridens: So ist das „Freeride Extreme" eine spezielle Unterart, bei der es vor allem um extreme Tricks und Sprünge (z.B. meterhohe Drops, 10 m hoch und 25 m weit) geht. Die Ausübung von Freeride Extreme erfolgt meist in speziellen Freeride- und Bikeparks. Eine weitere Form ist der „Urban Freeride". Wie der Name schon vermuten lässt (Urban – Städtisch (von lat. urbs = Stadt)), ist die „Freie Fahrt in der Stadt" gemeint. Dabei fungieren städtebauliche Hindernisse als Sprung- und Stylehilfe und werden in den Ride mit eingebunden (S. 9-13 (11)).

2.2.5 Downhill (DH)

Der Downhill-Wettkampf ist ein Bergabzeitfahren im Einzelstart. Hierbei fährt der Downhiller schnellstmöglich über einen abgesteckten Parcour von 1.500-3.000 m in einer Fahrzeit von circa 3-5 Minuten. Da dieser Kurs über natürliche Hindernisse wie Wurzeln, groben Stein oder Fels führt, benötigt der Downhiller gute Geschicklichkeit. Außerdem können bei Downhillabfahrten Geschwindigkeiten von bis zu 100 km/h erreicht werden (S.15, 91 (5); (8)).

2.2.6 Bikercross (FourCross / Dual-Slalom (DS))

Angelehnt an den Bordercross der Snowboarder, besteht die Mountainbikesportart FourCross (4X) aus einer Mischung aus Downhill und BMX. Auf einer sehr kurz abgesteckten Wettkampfstrecke mit einer Renndauer von circa 1 Minute, treten vier Fahrer gegeneinander im K.O. - System an. Die ersten Zwei qualifizieren sich für die nächste Runde. Gewinner des Contests ist derjenige, der im Endlauf der Sieger ist. Da die Strecke mit Sprüngen, Bodenwellen, Anliegern und Steilwandkehren gespickt ist, gehören Stürze und Rangeleien, genauso zum Wettkampf wie eine „gewisse Show" der Athleten (S. 91 (5); S. 160 (9)).

2.2.7 Dirt/Dirtjump

Dirt / Dirtjump-fahren bezeichnet maßgeblich das Springen über Erdhügel mit einem BMX-Fahrrad oder einem Dirtbike, das zu den Mountainbikearten zählt. Sie sind nicht mehr BMX-spezifisch.

Sogar hier in Rostock existieren 7 Dirt-Spots (Dirt-Parks), so zum Beispiel befindet sich zwischen der Universitätssportanlage am Waldessaum und dem Zoogelände ein in den Sommermonaten gut frequentierter Dirtbike-Park (S. 91 (5)).

2.2.8 Trail

Trailfahrer werden als „Künstler auf dem Rad" unter den Mountainbikern betrachtet, da sie -möglichst- in jeder Situation, das Fahrrad so perfekt beherrschen, dass sie unterschiedliche Hindernisse im Gelände bewältigen können. Der Trailer fährt nicht nur, sondern hüpft und springt vielmehr über alle nur mögliche Blockaden wie Steine, Holzbohlen, steile Auf- und Abfahrten. Ähnlich wie im Motortrailsport, aus dem sich der Trailsport auf dem Fahrrad in den 70ern entwickelte, gilt es, das Fahrrad durch einen natürlichen oder künstlich angelegten Parcour zu bewegen, ohne dabei Körperkontakt zum Untergrund zu haben. Als Hindernisse dienen Schlammpassagen, Bachdurchfahrten, Felsen, Baumstämme, Ölfässer, Bretter und vieles mehr. Außerdem wird entsprechend der zu überwindenden Hindernisse in Street- und Urban-Trail unterschieden. Grundsätzlich benötigt der Trailer neben einer guten Fahrtechnik eine gute Körperbeherrschung sowie ein ausgeprägtes Gleichgewichtsgefühl. Ausdauer im Bereich Kraft und Konzentration und eine Portion Mut für die hohen Sprünge sind beim Ausüben des Trailens enorm wichtig (12).

2.2.9 Mountainbike Orienteering (MTBO)

MTBO ist eine neue Sonderform des MTB-Sports und beinhaltet die Kombination aus Mountainbikefahren und Orientierung. Der Fahrer muss beim MTBO mittels einer Geländekarte eine gewisse Anzahl an Posten in einer vorgegebenen Reihenfolge so schnell wie möglich abfahren. Die Faszination beim MTBO besteht darin, dass man sich die beste Route zwischen den Posten selbst auswählt und diese auch schnellstmöglich und ohne Fahrfehler meistert. Geschichtlich hat sich der MTBO aus dem Orientierungsradrennen, das in den 60er erstmalig erwähnt wird, entwickelt (S. 62-66 (2); (13))

2.2.10 Zusammenfassung der Disziplinen

Abschließend sei hierzu erwähnt, dass die meisten Freizeit-Mountainbiker einen Rundkurs auf Feld- und Forstwirtschaftswegen bestreiten oder Wochenendausfahrten mit Freunden tätigen. Sie nutzen den MTB-Sport zum Abschalten vom Alltag, und um den Naturgenuss und Erholungswert zu suchen. Auch die Verbesserung der persönlichen Fitness und die Gesundheitserhaltung stehen eher im Vordergrund als das Streben nach Wettkampf.
Der Mountainbikefahrer im Breitensport ist eher unorganisiert, meist keinem MTB-Verein zugehörig und folgt kaum einer vorhandenen Organisationsstruktur. Dagegen sind Wettkämpfe und Teilnehmer des Leistungsports unter dem Dach des BDR (Bund Deutscher Radfahrer) angesiedelt.

2.3 Sportgerät Mountainbike

Der Markt für Mountainbikes bietet hinsichtlich des Einsatzortes, der Vielseitigkeit und Unterschiedlichkeit der einzelnen Disziplinen und Untergruppierungen des Mountainbikesports eine ganze Fülle von verschiedenen Bikemodellen. Entsprechend der Sportbereiche CC/XC, DH, DS, 4X, FR und Dirt/DirtJump sind die einzelnen Bikemodelle für die verschiedenen Einsatzmöglichkeiten konzipiert und werden wie folgt unterschieden:

2.3.1 Starrbikes

Ausgehend von der geschichtlichen Entwicklung der Mountainbikes waren die ersten Mountainbikes der 80er Jahre sogenannten Starrbikes. Diese besaßen einen robusten Rahmen, der zu Beginn aus Stahl und später in den 90ern aus Aluminium bestand, breite und grobstollige Reifen, Felgenbremsen und ein Dreifachkettenblatt. Federungselemente am Vorder- und Hinterrad waren noch nicht vorhanden (S.21 (7); S.32-34 (14)).

2.3.2 Hardtailbikes

Um die Fahrbahnunebenheiten und Schläge im geringeren Maße als beim ungefederten Mountainbike an die Hände, Arme und den Rumpf des Fahrers weiter zu geben, integrierte man Anfang der 80er eine aus dem Motocross entlehnte Technik für Federgabel am Vorderrad.

Diese Technik ist unkomplizierter, wartungsärmer, leichter und billiger als die des Fullys. Dennoch ist das starrgelagerte Hinterrad nachteilig, da es die Stöße und Schläge ungefiltert an die Bandscheiben weiterleitet (S.21 (7); S.32-34 (14)).

2.3.3 Fullsuspensionbikes

Ein Fullsuspension ist ein vollgefedertes Mountainbike. Es ist geländegängiger und effizienter als ein Starrbike bzw. ein Hardtailbike, da der Hinterbau auch Stöße und Schläge abfiltern kann. Ein Fully gilt nicht nur als besonders komfortabel, sondern auch als sicherer, da es Bodenunebenheiten und auch Fahrfehler ausbügeln kann. Durch die Federelemente ist es bergab schnell und schont auf Langstrecken die Kräfte, da der Biker seltener aus dem Sattel in den Wiegetritt oder in die Standwaage gehen muss, sondern im Sattel sitzen bleiben kann. Der Komfortgewinn sorgt leider für mehr Gewicht und einen höheren Preis als ein Hardtail (S.21-22 (7); S.32-34 (14)).

2.3.4 All Mountain (AM)

Ein “All Mountain”-Bike ist ein Gelände-Multitalent. Mit diesem vollgefederten (Fullsuspension) Mountainbike können einfache Touren aber auch Alpenüberquerung gefahren werden. Es lässt technisch anspruchsvolle Singletrails genauso zu wie ein Highspeed-Downhill. Die Variabilität und Zuverlässigkeit liegen dabei im Vordergrund. Die Sitzposition ist eher sportlich und weniger als beim CC-MTB gestreckt, die Federwege liegen im Bereich von 120-160 mm, Fahrwerksgeometrie ist verstellbar (Absenken der Federgabel, Blockieren des Federbeins) und das Fahrradgewicht im Mittel von 13 Kilo. Breite grobstolligere Reifen als ein CC-MTB bieten hohe Traktion und Pannensicherheit und die Scheibenbremsen mit 180 mm Durchmesser verzögern ordentlich, anhaltend und sicher. Außerdem ist ein breiter und gekröpfter Lenker montiert, der die Bikekontrolle in schwierigen Passagen erleichtert (S.23-27 (7); S.16-29 (11); S.32-36 (14)).

2.3.5 CC- / XC-Mountainbike

Die CC-MTB sind meist Rennmaschinen und für unbefestigte Wege und Straßen konzipiert und weniger für den Einsatz in schwierigem Gelände. Egal ob Hardtail oder Fully, ein CC-MTB ist vorwiegend auf Vortrieb getrimmt. Demzufolge ist die Rahmengeometrie sportlich gestreckt und der Lenkkopfwinkel relativ steil, um für bestmögliche Wendigkeit auf dem Kurs zu sorgen. Folglich erfordern sie bergab ein hohes Fahrkönnen von dem Piloten. Der Federweg ist straff auf 100 mm gehalten. Das Fahrradgewicht liegt generell unter 13 Kilo, ambitionierte Wettkampfgeräte können mittels Carbonrahmen und extreme Gewichtsreduzierung auch nur 8 Kilo wiegen (S.23-27 (7); S.16-29 (11); S.32-36 (14)).

2.3.6 Downhill

Downhill-Mountainbikes sind äußerst stabil und für schnelle Abfahrten mit schwierigem Geländeverlauf geeignet. Sie sind mit langen Federwegen um die 170-240 mm und robusten Rahmen ausgestattet. Deshalb wiegen diese selten unter 20 Kilogramm und besitzen einen tiefen Schwerpunkt mit kompakter Rahmengeometrie. Bezüglich der rasanten Abfahrten sind die Bikes meistens auch mit einer Doppelbrückengabel, hydraulischen Scheibenbremsen mit Durchmesser um 200 mm und breiten Reifen ausgestattet. Downhillbiker tragen bei ihrem rasanten Ride bergab meistens spezielle Schutzkleidungen, so z.B. Brust-, Schulter-, Arm- und Beinprotektoren sowie einen Helm mit integriertem Kinnschutz (Integralhelm) (S.23-27 (7); S.16-29 (11); S.32-36 (14)).

2.3.7 Enduro

Endurobikes sind zumeist vollgefederte MTB, die ein breites Spektrum an Einsatzmöglichkeiten abdecken. Sie vereinen einstellbare Federelemente mit großem Federweg, geringes Gewicht und gute Up- sowie Downhilleigenschaften in einem Geländerad. Außerdem ist die Sitzposition durch die Rahmengeometrie und dem verbauten gekröpften Lenker aufrecht. Durch ihre Vielseitigkeit sind die Enduros teurer (S.23-27 (7); S.16-29 (11); S.32-36 (14)).

2.3.8 Bikerscross (FourCross / Dual-Slalom)

4X-Bikes bzw. DS-Bikes ähneln den Dirtbikes und haben einen speziellen Starrrahmen oder als Fully wenig Federweg (max. 120 mm). Da die Strecke meist abschüssig und mit

Bodenwellen und Anliegern gespickt ist, ist der Rahmen etwas länger, um bei hohen Geschwindigkeiten laufruhig zu bleiben (S.23-27 (7); S.16-29 (11); S.32-36 (14)).

2.3.9 Freeride

FR-MTB sind gewöhnlich für die Drops und Jumps an Vorder- und Hinterradfederung mit großem Federweg von bis zu circa 180 mm ausgestattet. Zusätzlich besitzen die Federgabel und der Dämpfer eine Einfederblockiermöglichkeit. Die Federgabeln sind absenkbar und das FR-Bike hat in der Regel eine Gangschaltanlage von bis zu 27 Gängen, um im Uphill den Einstieg in den Downhill zu ermöglichen. Bergabpassagen lassen sich durch die hydraulischen Scheibenbremsen auch bei Nässe sehr gut kontrollierten, da diese Dosierbarkeit und Bremsverhalten garantieren (S.23-27 (7); S.16-29 (11); S.32-36 (14)).

2.3.10 Dirt / DirtJump

Dirtbikes ähneln einem Hardtail MTB. Sie besitzen eine Federgabel, haben aber eine kompaktere Geometrie. Durch ihre robustere Bauweise sind sie jedoch schwerer als ein klassisches Mountainbike. Der Einsatzort ist eher die BMX-Bahn, der Bikepark oder die Dual-Strecke. Da sie meist für Tricks in der City und Big Airs auf Dirtjump-Trails genutzt werden, benötigen sie eine kompaktere Bauweise und haben deshalb auch nur eine Radgröße von 24“-Zoll. Eher minimalistisch ist das Dirtbike auch im Bereich der Bremsen. Treu dem Motto: „Wer bremst verliert“, sind an den Dirtbikes meist nur eine Hinterradbremse verbaut. Eine Vorderradbremse würde zudem den Lenkeinschlag bei Style-Sprüngen blockieren (S.23-27 (7); S.16-29 (11); S.32-36 (14)).

2.3.11 Trail

Obwohl die Grundformen des Trail eigentlich mit jedem Fahrrad erlernt werden können, gibt es zwei Trailbike-Bauformen: das 20 Zoll-Trailbike, in Anlehnung an die BMX-Räder der 70/80er-Jahren, und das 26 Zoll-Mountainbike. Grundsätzlich haben beide Bauarten breite Reifen, gute Bremsen, eine Starrgabel und keinen Sattel, da Trail im Stehen gefahren wird. Sie unterscheiden sich lediglich in der Reifen- und Rahmengröße ((6); (12)).

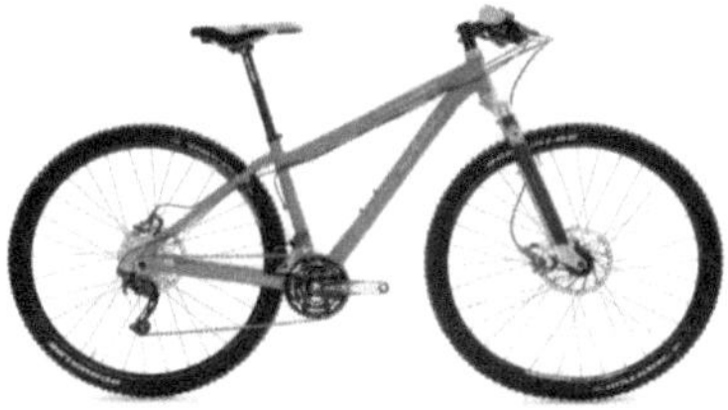

Starrbike

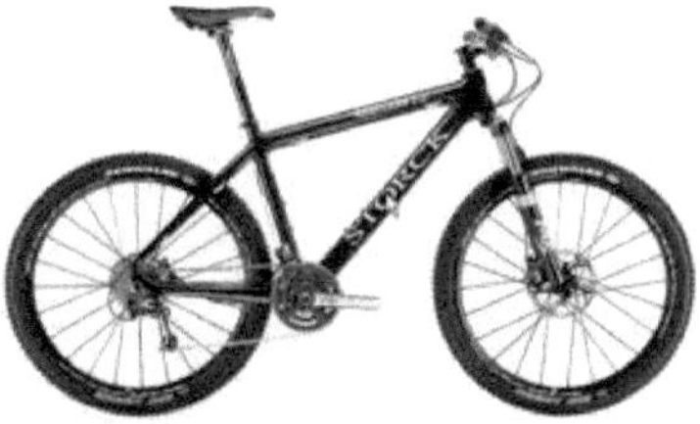

Hardtailbike

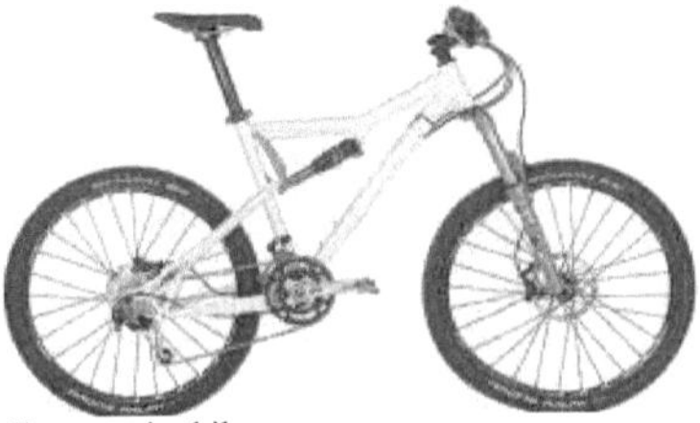

Fullsuspensionbike

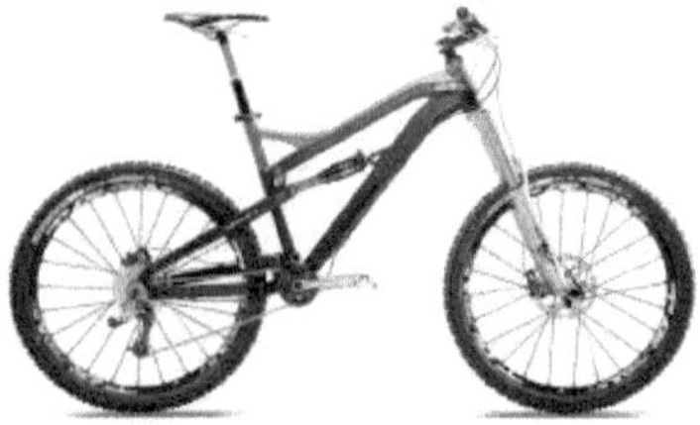

All Mountain-Bike

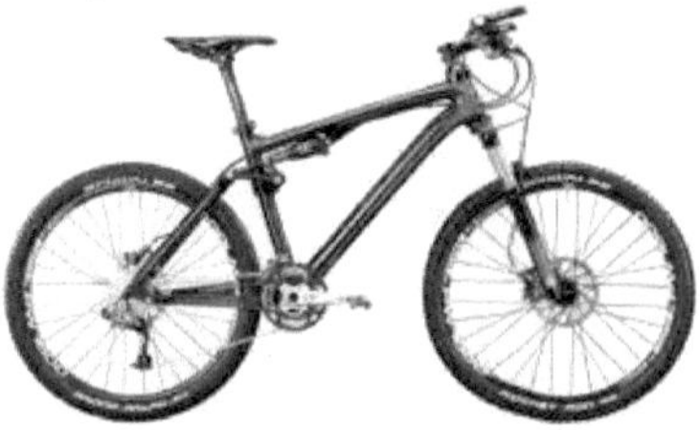

CrossCountry-Bike

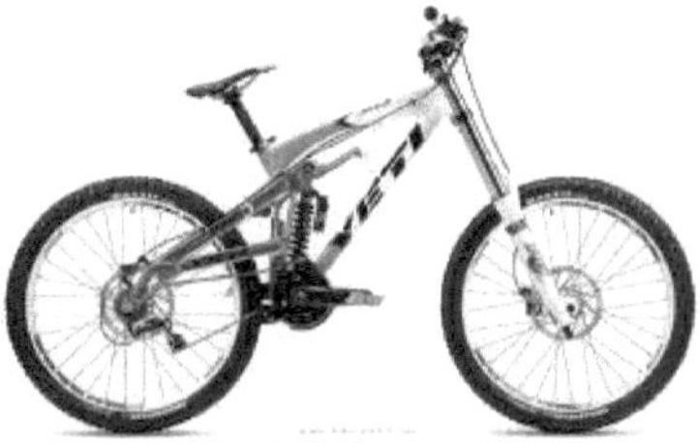

Downhillbike

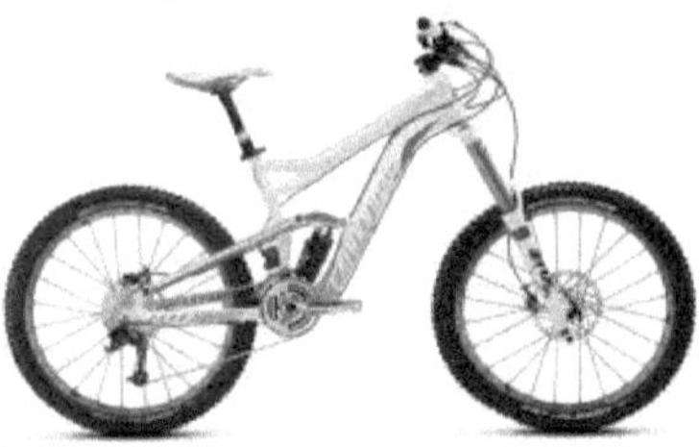

Enduro

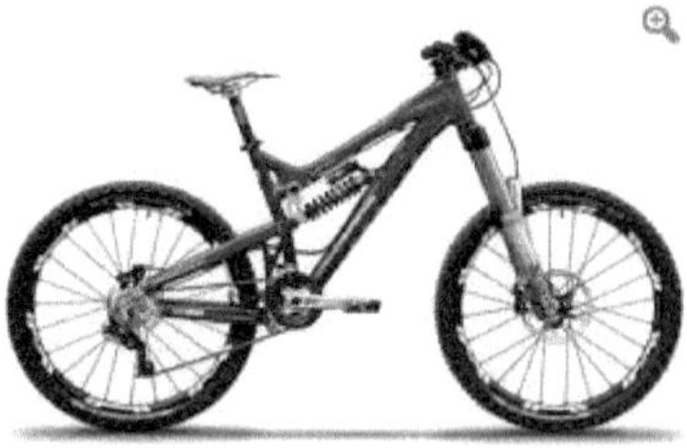

Freeridebike

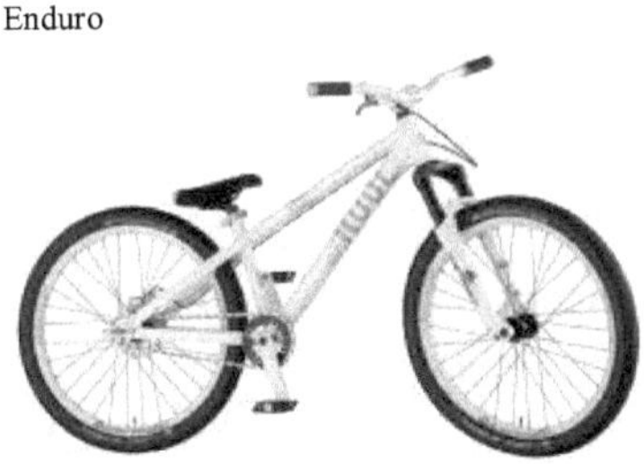

Dirtbike

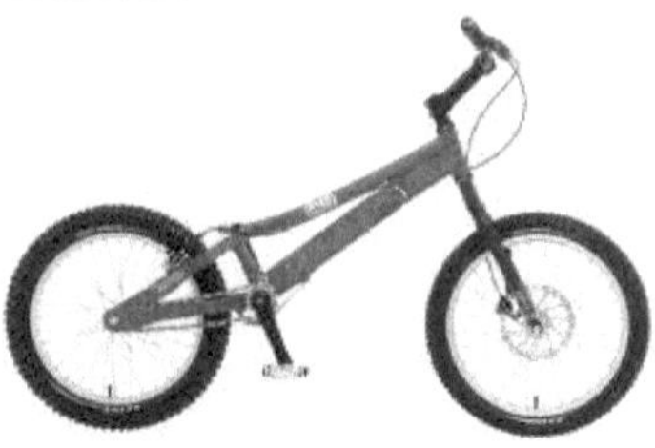

Trailbike

Abbildung 1: Übersicht der Mountainbikes. Erläuterungen zu den einzelnen Bikes siehe Text.

2.4 Physiologie des Mountainbikers

Durch das regelmäßige und ernsthafte Trainieren auf dem MTB kommt es zu Adaptionsreaktionen des Körpers hinsichtlich der Belastungen. Auf dem Niveau des Breiten- und Gesundheitssports kommt es zur funktionellen Anpassung hinsichtlich Stoffwechsel und Herz-Kreislauf-System. Das regelmäßige leistungsorientierte Training führt zusätzlich zu einer dimensionellen Anpassung in Form von Organvergrößerungen. Nach jahrelangem Ausdauertraining kommt es in Folge eines erhöhten Stoffwechsels in der Muskulatur sowie höherer Blutzirkulation mit erhöhtem muskulärem Sauerstoff- und Nährstoffeintrag zu einer Entwicklung des Sportlerherzens durch Größenzunahme. Daraus resultiert eine Herzfrequenz mit einer Ruheherzfrequenz zwischen 30 und 50. Somit kann eine höhere Leistungsfähigkeit bei gleichzeitiger geringerer Herzfrequenz ermöglicht werden. Hierdurch wird das Herz geschont und der Herz-Kreislauf ökonomisiert.

Bei der Bewegung weiten sich die Blutgefäße in den Muskeln, um mehr Blut, Sauerstoff und Nährstoffe in die Muskelfasern transportieren zu können. An den Kapillaren findet der Gasaustausch von Sauerstoff und Nährstoffen gegen Kohlendioxid und Stoffwechselendprodukte statt (innere Atmung), die dann mit den Erythrozyten (rote Blutkörperchen) des Blutes über die Venen zum Herzen zurück transportiert werden. Dieses sauerstoffarme, kohlendioxidreiche Blut gibt in den Kapillaren der Lunge das Kohlendioxid ab und nimmt neuen Sauerstoff in Folge des Bohreffektes auf (äußere Atmung).

Bei der Ruheatmung wird die Lunge mit Hilfe des Zwerchfells gedehnt und Luft strömt über Luftröhre und Bronchien zu den Luftbläschen, dem Ort des Gasaustausches. Die dort ausgetauschte kohlendioxidreiche Atemluft entweicht wiederum aus der Lunge. Während einer Belastung wird das vermehrte Atmen durch die Brustatmung unterstützt.

Wichtig für den Sportler ist die maximale Sauerstoffaufnahme, die er bei maximaler Belastung über die Lungen aufnehmen kann und die seine Ausdauerleistungsfähigkeit bestimmt. Die maximale Sauerstoffaufnahme (VO_{2max}) ist vom Trainingszustand, Alter, Geschlecht, Gewicht des Sportler sowie von der Transportleistung seines Kreislaufs, Sauerstofftransportkapazität seines Blutes, Atmung und Gasaustausch in seiner Lunge, Blutversorgung der Muskeln und dortigem Stoffwechsel abhängig und kann bis zu einer Verdopplung der VO_{2max} führen.

Die eigentliche Bewegung wird durch die Muskeln bewirkt. Dabei arbeiten mehrere Muskeln als Agonisten und Antagonisten zusammen.

Man kann die Muskeln statischer und dynamischer Muskelarbeitsweise zuordnen. Arm-, Nacken- und Rückenmuskulatur verrichten die Haltearbeit und sind somit statisch, während der Tretvorgang einer dynamischen Muskelarbeit entspricht. Die Muskulatur besteht aus langsamen „roten" und schnellen „weißen" Muskelfasern, die die Ausdauer bzw. die Schnellkraft gewährleisten. Bei Mountainbikern sind überwiegend die ersteren zu finden (70-90 %). In Ruhe benötigen sie etwa 20 % des Energieumsatzes und bei sportlichen Höchstleistungen steigt der Umsatz auf 90 %, der durch den Katabolismus von Nährstoffen realisiert wird.

Der Muskulatur stehen dabei 3 Wege des Energiestoffwechsels zur Verfügung, um die Lieferung von Adenosintriphosphat (ATP) zu gewährleisten, das für die Muskelkontraktion essentiell ist. Dies sind zum einen die aerobe Energiefreisetzung, die die Glykolyse und die Lypolyse beinhaltet, sowie die anaerob-alaktazide und die anaerob-laktazide Energiefreisetzung, zu denen die ATP-Resynthese aus dem schnell verfügbaren Kreatinphosphat und die Milchsäuregärung gehören.

Ein ATP-Mangel zeigt sich bei Sportlern meist als Krampf, da sich die kontraktilen Verbindungen nicht mehr lösen können.

Für den aeroben Weg werden Glukose und Fettsäuren unter Beisein von Sauerstoff verstoffwechselt. Sind diese Nährstoffe aufgebraucht, greift die Muskelzelle (aber auch die Leberzelle) auf die Glykogenspeicher zurück. Vor allem das Muskelglykogen ist für die Radsportler wichtig (S. 17-37 (15); S. 267 (16)).

2.4.1 Anforderungsprofil an CC-Fahrer

CC-Rennen sind im Bereich der Langzeitausdauer angesiedelt und meist 30-120 min lang. Die CC-Strecke zeichnet sich durch flache bis sehr stark profilierte Bereiche sowie durch mehrere hundert Höhenmeter Unterschied aus. Der Stoffwechsel von CC-Fahrer arbeitet im aerob-anaeroben Übergangsbereich. Im aeroben Bereich befindet sich CC-Fahrer nur während der langen Abfahrtsstrecken. Aber auch bei sehr langen Fahrten wie einem Marathon nimmt dieser Bereich 70-95 % ein und die anaerobe Energiefreisetzung wird nur beim Start, steilen Anstiegen oder beim Endspurt relevant. Bei abwechslungsreichem Gelände liegt die Stoffwechsellage im Übergangsbereich und wechselt gegebenenfalls in den aeroben bzw. anaeroben Bereich. Demnach muss der CC-Fahrer möglichst gute aerobe Kapazitäten sowie anaerobe Mobilisierungsfähigkeiten aufweisen. Vor allem bei Etappenrennen wird auf langen Strecken die aerobe Energiefreisetzung genutzt, bei Attacken oder dem Finale wird die anaerobe Mobilisierung in Anspruch genommen. Des

Weiteren muss der Fahrer eine große Kraftausdauer und Schnellkraft besitzen, um kurze Höhensprints (auch mehrfach hintereinander), Übersetzungen kraftvoll sowie lange Strecken schnell und auf hohem Niveau zu absolvieren. Dies muss einem Intervalltraining mit sehr häufiger Wiederholung zu Grunde liegen. Arm- und Rumpfmuskulatur sollten dabei keineswegs vernachlässigt werden. Weiterhin muss der CC-Mountainbiker gute koordinatorische und fahrtechnische Fähigkeiten besitzen, um in Bergab- sowie Bergauffahrten oder anspruchsvollen Abschnitten (z.B. Wurzeln, Fels, Bodenverhältnisse) nicht zu viel Zeit und wertvolle Energie zu verlieren. Ein weiterer Optimierungsgegenstand ist das MTB, das dem Umfeld optimal angepasst werden muss, um nicht wertvolle Zeit zu verschenken und zudem die Fahrsicherheit zu erhöhen.

Demnach muss der CC-Fahrer sehr vielseitig sein und Anforderungen aller Disziplinen erfüllen (S. 39-43 (15); S.160 (9); S. 8-9 (3)).

2.4.2 Anforderungsprofil an DH- und Bikerscross-Fahrer

DH- und Bikerscross-Rennen sind im Gegensatz zu CC-Rennen von kurzer Dauer (3 - 5 min). Deshalb ist die aerobe Kapazität bei diesen Disziplinen nicht bedeutsam. Stattdessen wird die anaerobe Kapazität genutzt, um die notwendige Schnell- und Maximalkraft für kurze Antritte zu gewährleisten. Eine perfekte Koordination auch unter höchster Belastung ist ein Muss, so dass sich das Fahrtraining auf das Erlernen und Perfektionieren der Technik konzentriert.

Die Tret-, Arm- und Oberkörpermuskulatur wird kurzzeitig sehr stark beansprucht, weshalb ein regelmäßiges Krafttraining essentiell ist. Die Stärkung der Tiefenmuskulatur (vor allem beim Rücken) bietet zusätzliche Reserven bei extremen Kraftbelastungen. DH-Fahrer müssen sich sehr konzentrieren und ihren künftigen Bewegungsablauf geistig vorweg nehmen können. Außerdem darf er keine Furcht kennen. Die Anforderungen an das MTB sind sehr hoch, da es in Grenzbereichen belastet wird. Technische Neuerungen wirken sich auf die Fahrzeiten aus, so dass ein Wettrüsten zwischen den einzelnen Fahrern unausweichlich ist. Bei den Bikerscross-Piloten wird dies besonders sichtbar. Da hier ein Wettkampf gegen einen/mehrere andere Fahrer stattfindet, wird zusätzlicher Durchsetzungswillen, Risikobereitschaft, Antizipationsfähigkeit sowie Entwickeln einer Wettkampfstrategie gefordert (S. 43-45 (15)).

3. Beschwerden und Verletzungen beim Mountainbiken

Wie in jeder anderen Sportart gibt es Beschwerden und Verletzungen. Auf diese soll nun im Einzelnen eingegangen werden.

3.1 Überlastungsbeschwerden

Grundsätzlich kann man von chronischen Überlastungsschäden und -beschwerden im MTB-Sport an den drei Kontaktpunkten des Sportlers mit seinem Sportgerät berichten – Hand, Gesäß und Fuß (17).

Oehlert, Wölk und Hassenpflug untersuchten von Mai 2002 bis April 2003 in einer retrospektiven Studie Cross-Country-Weltcup-, Bundesliga- und Kaderfahrer hinsichtlich ihrer Beschwerden und Verletzungen. Insgesamt litten 49 Fahrer an 101 Beschwerden, davon jeweils 25,7 % der Fahrer an der Halswirbelsäule und am Kniegelenk, 22,8 % an der Lendenwirbelsäule und 10,9 % am Fuß. Probleme mit der Schulter und dem Handgelenk gab zu 5,9 % beziehungsweise 4 %. Der Ellbogen (3 %) und die Hüfte (2 %) waren seltener betroffen (18).

Eine Befragung im Bereich des Breitensport mit 840 MTB-Enthusiasten am Gardasee ergab, dass 90 % der Interviewten an Überlastungssymptomen bzw. Beschwerden im Gesäß / Sitzbereich (44,6 %), an Nacken / Halswirbelsäule (43 %), Fingergelenken (37,4 %), Rücken / Lendenwirbelsäule (35,5 %), am Kniegelenk (27,3 %) und Handgelenk (20 %) beim und nach dem Fahren litten (19). Diese Beschwerden traten in Form von Kribbeln, Schmerzen, Verspannungen, Steifheit und Taubheit oder als Hautirritationen auf.

3.1.1 Beschwerden an der Hand und am Handgelenk

Durch eine stark überhöhte Sattel-Lenker Einstellung erhöht sich der Druck auf die Handflächen und es kommt zu einer vermehrten Dorsalextension des Handgelenks (S.178 (20)). Das auf dem Lenker ruhende Gewicht, die zu verrichtende Haltearbeit und auch die Bremshebelbetätigung bei längeren Downhillpassagen, beansprucht Muskeln und Sehnen besonders im Handgelenksbereich. Folglich kann es zur Kompression des *Nervus ulnaris* kommen, der das Handgelenk palmarseitig überquert. Der Fahrer kann das sogenannte Loge-de-Guyon-Logensyndrom durch ein Kribbeln oder ein Taubheitsgefühl an Fingern und / oder Handflächen wahrnehmen (S.191 (21)).

Wird im Gegensatz dazu der *Nervus medianus* beim Abstützen des Körpergewichts komprimiert, so spricht man vom Karpaltunnelsyndrom. Der Karpaltunnel, der die Sehnen und Nerven des Unterarms zum Handgelenk führt, ist dann entzündet und durch die Überbeanspruchung verengt. Betroffene Sportler verspüren dann im Daumen und / oder an den daneben liegenden zwei Fingern ein Kribbeln und Taubheitsgefühl (S.189 (21)).

Die Verwendung einer geraden Lenkerform am Mountainbike bewirkt eine stärkere Belastung der proximalen Hohlhand in Richtung der *Ulna* (Elle). Brennende Handflächen und eine schmerz- und druckempfindliche Handinnenseite können die Folge sein (22).

Da die Federungssysteme leider nicht alle geländebedingten Unebenheiten ausfiltern können, kann es während und am Ende der Tour zu unangenehmen Druckstellen und Blasen an der Handinnenseite kommen. Da ein Teil des Körpergewichts auf den abstützenden Händen am Lenker ruht und Vibrationen vom Lenker an die Handflächen weitergegeben werden, entstehen Reibungsflächen zwischen den obersten und den darunterliegenden Hautflächen, wodurch Blasen an den Handinnenflächen entstehen können (S.38 (23)).

Durch die Hyperextension des Handgelenks bei längeren Ausfahrten mit dem MTB kann ein anhaltender Druck auf beide Endäste der Handwurzel liegen und so eine Schädigung im Handwurzelbereich hervorrufen. Dieses Loge-de-Guyon-Syndrom beschreibt einerseits eventuell auftretende sensible Ausfälle an der Beuge- und Streckseite der Fingerglieder (z.B. Taubheit der Finger) und andererseits motorische Ausfälle am *M. palmaris*, an den Muskeln des *Hyperthenar*, am *Mm. interossei,* an dem ulnaren *Mm. lumbricales* sowie den *M. adductor* und am *M. flexor pollicis brevis.* (S.183 (24))

Im schlimmsten Fall kann die Einwirkung mechanischer Kräfte vom Lenker auf die Hand zu akuten oder chronischen Traumen mit Verengung, Thrombosierung (Bildung von Blutgerinsel) oder Aneurysmabildung (Erweiterung) der distalen *Arterie ulnaris* und des oberflächlichen Hohlhandbogens ausarten (S.183 (24)).

Untersuchung bezüglich des Auslösers des seltenen Hypothenar-Hammer-Syndroms (durch Traumen verursachte Gefäßläsion im Bereich der distalen *A. ulnaris* (25)) und deren Eingrenzung betroffener Sportgruppen schlossen auch Mountainbikefahrer mit ein (26). Ein distaler Verschluss der *A. ulnaris* wurde bei zwei Mountainbikefahrern beobachtet. Dieser zeichnete sich bei dem einen Untersuchten als anhaltendes Kältegefühl im rechten Mittelfinger (Fingerischämie) und bei dem anderen in einer Kälteintoleranz des linken Zeigefingers aus (27). Ursache hierfür kann eine rezidivierende oder akute traumatische Schädigung der *Arterie ulnaris* sein, die durch Schläge auf ulnarseitigen Handballen entstehen kann. Als mögliche Symptome können Kältegefühl, Gefühlsstörungen und belastungsabhängige Schmerzen auftreten (26).

Froböse, Lücker und Wittmann führen in ihrer Untersuchung zu Überlastungssymptomen von Mountainbikern auch spezifische Sehnenscheidenentzündungen an Hand- und Fingergelenken auf. Durch das Schalten und Bremsen kann eine *Tendovaginitis stenosans* (Sehnenscheideneinengung) am Daumen oder an einem anderen Finger entstehen (19).

3.1.2 Beschwerden am Unterarm bzw. Arm

Durch das intensive Halten und Führen des Lenkers können Beschwerden an Unterarmen / Ellbogen auftreten, die einer chronischen Reizung der Sehnenansätze ähneln (19).

Die Sehnenansatzentzündungen dessen Schmerzsyndrom allgemein eher unter „Tennisarmsyndrom" (Epicondylitis humeri lateralis – Schmerzen des lateralen Ellbogens bei Streckbewegung des Unterarms) beziehungsweise „Golferarmsyndrom" (Epicondylitis humeri medialis – Schmerzen des medialen Ellbogens bei Beugung des Handgelenks) bekannt sind, treten beim Mountainbiken selten aber dennoch auf. Medizinisch betrachtet, ist es eine Entzündung an den Sehnenansätzen der Unterarmmuskulatur im Bereich des Oberarmknochens und / oder an den Ursprungszonen der Hand- und Fingermuskulatur, die durch Überbeanspruchung hervorgerufen wird. Die Sehnenentzündung kann auch beidseitig auftreten. Da jedoch mittlerweile Federelemente an Mountainbikes montiert sind, und diese feinfühliger und schluckfreudiger die Bodenunebenheiten ausgleichen, ist diese Art von Beschwerden unter Mountainbiker eher seltener vertreten, als zu Beginn des Mountainbikesports in den 80er Jahren mit einer Starrgabel am Vorderrad (S.17-18 (3); (19)).

3.1.3 Wirbelsäulenbeschwerden

Obwohl nicht direkt am Tretvorgang beteiligt, ermöglicht die Wirbelsäule und die Rückenmuskulatur ein kraftvolles Pedalieren, da sie den Körper stabilisieren und die Kraftübertragung von den Beinen auf die Pedale verbessern. Bei Rückenschmerzen können Muskeln, Bänder, Gelenke sowie Gelenkkapseln und Sehnen betroffen sein und Schmerzen verursachen. Bei vielen Beschwerden ist jedoch nicht immer eindeutig geklärt, was die Ursache der Symptome ist. Entweder verursacht das Radfahren Rückenschmerzen, oder man bringt schon Rückenschmerzen zum Radeln mit. Für das letztere Argument spricht, dass etwa 30-50 % aller Radrennfahrer über Rückenschmerzen klagen, wobei diese Anzahl auch dem Prozentsatz der nicht radfahrenden Gesamtbevölkerung entspricht (S.185 (28)).

Verspannungen im Bereich der Rückenmuskulatur können durch eine falsch eingestellte Sitzposition entstehen. Auch das Tragen eines Rucksacks insbesondere auf längeren Touren, kann zu Verspannungen im Rücken führen (S.44, 59-60 (14) S.185 (28)).

Schmerzen an der Halswirbelsäule im Bereich des Nackens sind unter Mountainbikefahrern recht verbreitet. Durch die statische „Haltearbeit", der nach vorn gerichtete Blick zur Geländebeobachtung und die nach vorn gebeugte Sitzposition des Radfahrers erzwingt eine Hyperlordose (Überstreckung) der Halswirbelsäule. Diese kypotische Haltung kann gelegentlich zu Verkrampfungen und Verspannungen der Nackenmuskulatur (Trapezmuskel, kleine Nackenmuskeln) führen (S. 186 (28)). Besonders zu Beginn des Radtrainings nach der Winterpause leiden Wettkampffahrer oft an Nacken- und LWS-Schmerzen, da sie sich erst wieder an die Belastungen der Saison gewöhnen müssen. Ein länger anhaltender Schmerzzustand oder eine ernsthafte Veränderung wird kaum beobachtet (S. 185 (28); (29); (30); S. 397 (31)).

Zu unterscheiden sind lokale Schmerzen und pseudoradikuläre Schmerzen, welche auch in andere Körperteile wie z.B. ins Bein oder in den Kopf strahlen. Dabei sind Empfindungsstörungen ebenfalls möglich (S.185 (28)). Das Halswirbelsäulen-Schultersyndrom kann auch ausgehend von Nackenverspannungen und -schmerzen gegebenenfalls über die Arme in die Finger ausstrahlen (Schulter - Arm – Syndrom = *cervicobrachialgie*). Die Rückenmuskulatur wird neben der statischen Haltung des Rumpfes, in einer biomechanisch ungünstigen Position, vor allem durch die einseitige Beanspruchung der Rückenmuskulatur beim Pedalieren, beansprucht. Sie ist dauerhaft tonisch angespannt, dass dann zu Verspannungen führen kann. In Verbindung mit einer zu schwachen antagonistischen Bauchmuskulatur führt dies oft zu muskulären Dysbalancen, die oft langwierig therapiert werden müssen (Teufelskreislauf – Verspannungen ziehen Verspannungen nach sich) (S. 186 (28)). Des Weiteren wird die Wirbelsäule durch erhebliche Schwingungsbelastungen (Abfedern von Stößen) belastet. Es ist zwar wissenschaftlich nicht eindeutig geklärt, ob das zu chronischen Gesundheitsschäden wie etwa Arthrosen oder Wirbelsäulendegeneration führen kann, aber eine kurzfristige Beeinträchtigung des Wohlbefindens sowie akute Schmerzen sind nicht von der Hand zu weisen.

Überlastungsbeschwerden können auch beim Bergauffahren mit dem MTB zwischen Brustwirbelsäule und Lendenwirbelsäule entstehen, da der Fahrer stärker am Lenker zieht (S. 397 (31)) als im flachen Terrain. Im besonders steilen Gelände üben die Ellbogen einen flachen Zug nach hinten-unten aus und der MTB-Fahrer rutscht mit dem Gesäß weiter zur

Sattelspitze vor. Diese geduckte und entlordosierte Körperhaltung ermöglicht ihm, genügend Druck aufs Hinterrad und das Aufsteigen des Vorderrades zu vermeiden (14). Diese vermehrte Muskelaktivität kann jedoch zu Verspannungen (lokale Myogelosen) im Bereich der Brustwirbelsäule (*paravertebralen thorakalen Muskulatur*) führen (S. 17 (3); S.165-166 (9); (19); S. 397 (31)). Auch das vermehrte Abkippen des Beckens auf der Sattelposition beim Pedalieren hilft zwar einen stärkeren Druck aufs Pedal aufzubauen, aber führt zwangsläufig auch zu Überlastungen der unteren LWS durch Hyperextension und des Iliosacralgelenks (Kreuzbein-Darmbein-Gelenk) (S.166 (9)). Eine Nichtbeachtung kann aber auch zu chronischen Problemen mit der Wirbelsäule führen (S.166 (9)).
Beschwerden in der Lendenwirbelsäule können auch durch eine Beinlängendifferenz hervorgerufen werden (19). Etwa zwei Drittel bis drei Viertel aller Menschen haben eigentlich eine Beinlängendifferenz – durch die Rechtshändigkeit ist das linke Bein länger. Dies führt meist zu einem Beckenschiefstand und auch zu gelegentlichen muskulären Fehlbelastungen (S.46 (23)). Bei einer Beinlängendifferenz ab 1-2cm entsteht schon ein Verkürzungshinken – beim Radfahren kann man die Differenz durch Einlegesohlen ausgleichen.

3.1.4 Kniebeschwerden

Da das Kniegelenk nicht nur dem kalten Fahrtwind ausgesetzt ist, sondern auch große Druck- und Zugkräfte beim Pedalieren tolerieren muss, ist es eines der Gelenke, dass am häufigsten beim Radfahren (5.000 Umdrehungen pro Stunde) beansprucht wird und von Fehlbelastungssyndromen zu ca. 40 % betroffen ist (S.17 (3)).
In dem Buch Trendsporten: Belastungsprofile, Verletzungsmuster, Therapien fasst Warnke unter dem Begriff „Ventraler Knieschmerz" verschiedene Erkrankungen am Kniegelenk zusammen. Neben der femorpatellären (Kniescheibe betreffend) Schmerzproblematik können noch weitere Erkrankungen auftreten: eine Stressfraktur des proximalen Wadenbeins, die Anschwellung des Hoff'schen Fettkörpers, eine Valgusfehlstellung des Kniegelenkes, eine Verkürzung des *Tractus iliotibialis* sowie Läsionen an den Menisken und Kreuzbändern (S. 164-165 (9)).
Ein primäres aber vom Biker meist selbst verursachtes Überlastungssyndrom beim Radfahren ist das „bikers knee", das in der Literatur meistens auch unter femorpatelläres Schmerzsyndrom geführt wird. Daneben werden auch die Ansatztendinosen, die Tractusreizung, die Partellasehnentendinose und auch das Plicasyndrom genannt (S. 178 (20). Die Hauptbelastungsphase des Kniegelenks beim Radfahren ist in gebeugter Stellung

zwischen 60° und 90°. Hier wirken hohe Druckkräfte im Femorpatellagelenk beim Pedallieren (S.238 (23)). Eine falsche Sitzeinstellung (z.B. Sattelhöhe, Abstand der Sitzfläche zum Lenker) und ein hohes Gängetreten wirken sich negativ auf das Femorpatellargelenk aus (19). Durch diesen deutlich höheren Druck auf den retropatellaren Knorpel und kann es zu femoropatellaren Knorpelstörungen und / oder zu einer Reizungen an den Ansatztendinosen kommen (S. 238 (23)). Auch durch das situationsbedingte und kurzzeitige Stehenfahren beim Mountainbiken ist das Femorpatellagelenk zusätzlich hohen Belastungen ausgesetzt (19).

Durch hohe Trainingsintensitäten (Umfang, Schwere) und schlecht eingestellte Pedale kann es zu funktionelle Fehleinstellungen der Patella kommen, in der Literatur auch unter „Maltracking" (Patella – Maltracking) geführt (S. 165 (9)). Hierbei können z. B. verkürzte und dysproportionierte Bänder bzw. Muskeln, unregelmäßig ausgebildete Knochenlager und Gelenkknorpel den Bewegungsbereich einschränken und Schmerzen verursachen (S. 165 (9)).

Eine andere Überbelastung am Kniegelenk ist die *Chondromalazia der Patellae*. Man spricht hier von einer Knorpelerkrankung bzw- veränderung an der Kniescheibe. Diese Erkrankung erfolgt durch eine Knorpelerweichung, die mit einer Mikrostrukturveränderung sowie einer Nährstoffunterversorgung des Knorpels einhergeht. Der Knorpel ist dann schutzlos dem mechanischen Abrieb ausgesetzt. Belastungsschmerzen unter der Kniescheibe, aber auch in schweren Fällen Ruheschmerzen (nach der Belastung), sind die Folge (S. 299 (24); S. 297 (32)). Vor allem zu hohe Belastungen (schwere Gänge treten), die Fehleinstellung des Rades und Kälte begünstigen das Entstehen der *Chondromalazia patellae*.

Eine weitere Ursache für Kniebeschwerden kann eine muskuläre Dysbalance zwischen den zwei Köpfen des Quadrizeps sein. Der *Musculus vastus lateralis* wird im Gegensatz zum *Musculus vastus medialis* beim Radfahren stärker ausgebildet und zieht den äußeren Kopf der Kniescheibe nach außen, was zu einer stärkeren Belastung des Gelenkknorpels unter der Kniescheibe führt. Resultierend sind hieraus Entzündungen und degenerative Veränderungen (S. 118 (22); S. 180 (28)).

Gaulrapp gibt auch präpatellare Schleimbeutelentzündungen (Bursitis) beim Mountainbiken als Ursache für Knieschmerzen an (S.17 (3)). Im Kniegelenk befinden sich zahlreiche Schleimbeutel (*bursa*), deren Aufgabe darin besteht, die Bewegungen der verschiedenen Strukturen des Kniegelenks zu erleichtern. Bei Radfahrern kann eine Schleimbeutelentzündung auftreten, hierbei wird eine entzündliche Reaktion eines Schleimbeutels durch akute oder chronische Druckbelastung hervorgerufen (S. 367-368 (24)). Auch kann es die Folge einer allgemeinen entzündlichen Erkrankung oder einer traumatischen Schädigung (Schlag, Sturz) sein. Eine chronische Bursitis (*bursitis praepatellaris*) kann durch eine entzündete Schürfwunde am Kniegelenk entstehen. Die eingedrungenen Bakterien können durch die verletzte Haut zu den Schleimbeuteln gelangen, sich dort einlagern und diesen entzünden (22).

Gösele-Koppenburg und andere erwähnen auch, dass das Ilio-tibialband-friction-Syndrom (ITBFS) vielen Mountainbikern und Radfahrern Schmerzen bereitet (17). Hierbei findet eine Zugüberlastung und ein ständiges Reiben des *Tractus iliotibialis* am äußeren Bereich des *Epicondylus femoris lateralis* statt (S. 17 (3)). Der Schleimbeutel, der zwischen *Tractus iliotibialis* und dem lateralen *Femur kondylus* liegt, entzündet sich (Bursitis).

Ein weiterer Auslöser für Knieschmerzen könnten die getätigten Ausgleichsbewegungen zur Balance oder manövertechnisch-bedingte Bewegungen mit dem Oberkörper sein. Große Scherbelastungen könnten so am Kniegelenk auftreten, da eventuell der Oberkörper- bzw. Hüftbecken gegen die fixierte Position des Fußes durch rotationsstarrer Klickpedale dreht (19).

3.1.5 Sitzbeschwerden

Studien hinsichtlich Sitzbeschwerden überraschen, da viele Passagen im Mountainbikesport im Stehen gefahren werden. Dennoch wird in der Studie der Sporthochschule Köln von Froböse, Lücker und Wittmann der Sitzbereich als der am stärksten auftretende und schmerzende Bereich aufgeführt (19). Die in Form von Schlägen und Stößen einwirkenden Kräfte auf die passiven Strukturen des Gesäßes, werden besonders bei Hardtails weitergeleitet. Zusätzlich sorgt die sportlich gestreckte Sitzposition bei den Hardtails für zusätzliche Beschwerden.

Ein Viertel der Befragten Mountainbiker der Studie geben an, dass sie bei längeren Ausfahrten an einem Taubheitsgefühl im Dammbereich während und noch eine Zeit lang nach der Tour leiden. Eine zu weit nach oben stehende Sattelspitze könnte hier die

Ursachenquelle sein, da das Becken nun mehr nach vorne kippt und die Belastung auf den Dammbereich zu nimmt (19). Die entlanglaufenden Nervenstränge des Damms werden hierbei komprimiert und das Einwirken auf den *Nervus pupendus* über längere Zeit führt zu einem Taubheitsgefühl oder zu (Druck)Schmerzen.

Schmerzen können auch an der Sitzfläche vielmals durch Wundreiben der Haut und / oder einem entzündeten Dammbereich entstehen. Möglicherweise kann dies eine Haarbalgentzündung (Follikulitis, Furunkel und Abszess) zu Folge haben. Bakterien, die von der Hautoberfläche (entlang dem Haar) in die Tiefe des Haarbalgs dringen, lagern sich ein und verursachen die Entzündung. Demzufolge ist eine adäquate Hygiene der Haut im Sitzbereich nötig (S. 190-191 (28)).

Vogt et al. gaben 2005 bekannt, dass Radsporttreibende an urologischen Problemen wie an Taubheitsgefühl, erektile Dysfunktion, an Veränderungen des Harnwegs, der Prostata und der Hoden sowie an herabgesetzer Qualität und Quantität von Spermatozoen leiden (33). Zum Taubheitsgefühl im Penis oder im Bereich des Perinaeums unternahmen Urologen der Universität Köln zusammen mit der Sporthochschule Köln vor circa 10 Jahren eine Untersuchung. Hierbei ergab sich, dass bei Radsportlern eine erektile Dysfunktion dreimal so häufig bei Männern vorkommen kann wie bei denen, die nicht radfahren. Eine mögliche Ursache der Erektionsstörung kann eine verminderte Penis-Durchblutung sein (S. 164,166 (9);(34)).

Ein Vergleich zwischen 85 MTB-Fahrern und 50 Straßenradfahrern bezüglich Auffälligkeiten an Hoden und Hodenerkrankung veröffentlichten Mitterberger et al. im Jahr 2008 in Innsbruck. Auffällige Befunde hatten 80 von 85 MTB-Fahrern (94%) und 24 von 50 Straßenrennradfahrern (48%). Verkalkte Stellen, die keinen klinischen Befund haben, waren bei 69 MTB-Fahrern (81%) und 8 RR-Fahrern (16%) vertreten. Entzündete Nebenhoden wiesen 39 MTB-Fahrer (46%) bzw. 13 RR-Fahrer (26%) auf. Eine Verkalkung der Nebenhoden war bei 34 MTB-Fahrern (40%) und 6 RR-Fahrern (12%) zu beobachten. Generell und auffällig war, dass die Anzahl der Hodenanomalien bei MTB-Fahrern höher war. Folglich ist das Risiko von Hodenveränderungen durch das Mountainbiken signifikant höher als beim On-Road-Fahren. Dennoch sollte man nicht außer Acht lassen, dass ca. 80 % aller Männer (un)bemerkt an Nebenhodenentzündungen erkranken (35).

Frauscher und Kollegen stellten eine höhere Krankheitshäufigkeit von Hodenbezogenen Veränderungen bei Mountainbiker als bei Nichtsportlern fest Die sich häufenden Kleinstverletzungen am Damm durch die MTB-Sattelspitze beim Passieren von ruppigem

Gelände können Krankheiten wie z.B. Hodensteine, Epididymalzysten, Hydrozelen und andere Hodenerkrankungen hervorrufen (36).

3.1.6 Fußbeschwerden

Gaulrapp erwähnt in seinem Buchkapitel zu Mountainbikes, dass es zu Sehnenreizungen an den Füßen, insbesonders an der Achillessehne, der Plantarfaszie (Fußsohle) und am *M. tibialis anterior* (vordere Schienbeinmuskel) kommen kann. Ein Auslöser könnten die hochgezogenen Fersenschäfte der Schuhe sein. Sie üben einen starken lokalen Druck auf die Achillessehne aus und könnten so zu entzündlichen Sehnenveränderungen führen (37). Oftmals führt eine Reizung der Achillessehne, verursacht durch eine falsche Sitzposition oder durch Kälte, zu einer Entzündung. Auch das Treten großer bzw. schwerer Gänge kann zu einer Tendopathie durch Überbelastung führen (S. 184 (28)).
Durchblutungsstörungen und Gefäßverschlüße an den Füßen können Gründe für kribbelnde und einschlafende Füße sein. Der starke ausgeübte Druck aufs Pedal, die besonders harte und flache Fußsohle und die weitergeleiteten Minivibrationen vom Pedal an den Fuß können zu Reizungen und Kompressionen des *N. plantaris medialis* und des *N. plantaris lateralis* führen. Diese Überlastungen können auch als brennende und schmerzende Fußsohlen (*Plantarfaszie*) empfunden werden (S. 185 (28); S. 135 (38)).

3.1.7 sonstige Beschwerden

Besonders im alpinen Gelände ist die Haut beim Bergradeln starker Sonneneinstrahlung (Höhensonne) ausgesetzt und bei längeren, mehrstündigen Touren kann die vermehrte UV-Strahlung in den Berghöhen (=> 1.300 m) neben dem Sonnenbrand auch negative Folgen für die Haut haben. Hierzu zählen die vorzeitige Hautalterung, erhöhtes Risiko an einem Karzinom (Hautkrebs) zu erkranken und die allergischen und toxischen Reaktionen der Sonnenallergie (S.191 (28)).

3.2 Verletzungen durch Sturz und Unfall

Eine Studie mit 60 Mountainbikern sowie 502 Radfahrern ergab, dass Radfahren etwa 10,3 % aller Verletzungen, 31 % aller Sportverletzungen und 48,4 % aller Verkehrsverletzungen ausmacht (39). Verletzungen im Mountainbikesport sind meist sturzbedingt – in mehr als 80% aller Verletzungen sind Stürze die Ursache (S. 161 (9)). Stürze nach vorn ziehen stärkere Verletzungen nach sich als Stürze zur Seite (65 % vs. 24,7 %) (40). Es kann auch beim Mountainbike-Sport zu Unfällen durch Fremdeinwirkung

(Verkehrsteilnehmer) kommen, da zu 80 % auf den Straßen mit dem Rennrad trainiert wird. Ohne Fremdeinwirkung finden Stürze vor allem beim Downhill und Freeride aufgrund von Hindernissen wie Ästen, Wurzeln, Felsen oder ähnlichem statt (17).

In einer Langzeitstudie von 1994 bis 2007 wurden insgesamt 217.433 Patienten mit Mountainbikeverletzungen in US-Notaufnahmen registriert und behandelt. Innerhalb diesen Zeitraums sind die jährlichen Verletzungen erfreulicherweise von 23.177 (1995) auf 10.267 in 2007 gesunken (41). Andere Studien z.B. von Kim et al. sagen hierzu etwas anderes. Hier haben sich die Verletzungen von MTB-Fahrern verstärkt und die Schwere der Verletzungen hat sich seit der steigenden Popularität des Sports erhöht (42).

Trotz den widersprüchlichen Angaben in den letzten 15 Jahren muss mehr für die Sicherheitsverbesserung, Sicherheitsaufklärung und Verletzungsprävention in dieser beliebten Freizeitbeschäftigung getan werden. Erste Schritte wie das Entwickeln und Etablieren von Helmen, Handschuhen und Protektoren als Schutzmechanismen wurden bereits getan. Die Kombination von modischen und sicherheitsbezogenen Aspekten sorgt bei vielen MTB-Fahrern für höhere Akzeptanz dieser Sicherheitskomponenten.

3.2.1. Geschlechtspezifische Unterschiede:

Das Verletzungsrisiko wird bei den Männern mit 6,8 und bei den Frauen mit 12,0 Verletzungen pro 1.000 Radstunden eingestuft (43). Frauen stürzen demnach häufiger.

Kronsich, Pfeiffer et al. untersuchten in der Zeitspanne von 1994 - 2001 bei großen amerikanischen Mountainbikewettkämpfen, ob und wie sich Verletzungen von Frauen und Männern bei großen Mountainbikewettkämpfen unterscheiden. Hierbei behandelten und bewerteten sie 22 weibliche und 71 männliche Verletzte von 2.869 / 17.900 Teilnehmerinnen / Teilnehmern (gesamt: 20.769) der MTB-Wettkämpfe. Das Verhältnis des Verletzungsrisikos lag bei 0,77 % (Frauen) zu 0,40 % (Männer). Die Verletzungshäufigkeit durch Frakturen lag bei den Frauen bei 45,5 % (10/22) und bei den Männern bei 21,1 % (28;44) aller aufgetretenen Verletzungen.

Zusätzlich lieferten sie auch Mutmaßungen darüber, warum Frauen häufiger bzw. verletzungsträchtiger stürzen. Als einen Grund gaben sie das leichtere Körpergewicht der Frauen an. Zwar ist durch das geringere Gewicht z.B. die Hangabtriebskraft geringer, dennoch aber auch die Anpresskraft des Hinterrads (Normalkraft, schiefe Ebene) und somit können Frauen viel leichter über den Lenker stürzen (44). Außerdem wird angenommen, dass Frauen wegen mangelnder Körperkraft im Oberkörper folglich eine geringe

Radkontrolle besitzen und daher ebenfalls schneller stürzen als Männer. Auch könnte die mangelnde Wettbewerbserfahrung gegenüber den Männern ein Grund sein.
Ein höheres Verletzungsrisiko bei Männern ist bei Profi-DH-Rennen gegeben. Durch ihr höheres Gewicht, sind sie zwar schneller unterwegs, aber es wirken auch größere mechanische Belastungen auf sie und ihr Mountainbike. Demzufolge ist der Verschleiß höher, ein Bruch am Sportgerät wahrscheinlicher und ein Sturz in Folge des Materialversagen möglich. Außerdem haben Männer eine aggressivere und waghalsigere Fahrweise als Frauen.

3.2.2 Hautabschürfungen / Kontusionen

Beim Mountainbiken kommt es meist zu leichten Verletzungen wie Abschürfungen und Kontusionen (Prellungen) (20). Diese Hautabschürfungen umfassen Schürfungen, Riß- und Quetschwunden aber auch größere Weichteildefekte. Größere Hautverletzungen werden häufig hinsichtlich der Tiefe und auch der Schwere unterschätzt, da sie oftmals mit einer Kontusion der Weichteile einhergehen (17).
Breitensportler erleiden zu 75,4 % Schürfwunden und Prellungen, Hochleistungsmountainbiker hingegen nur zu 35,1 %. Die meisten Schürfwunden und Kontusionen sind an den Unterschenkeln, Knien, Händen, der Hüfte und den Oberschenkeln zu finden (45).

3.2.3 Muskelverletzungen, Distorsionen (Verstauchung), Bandläsionen und -rupturen

Muskuläre Verletzungen bilden etwa 5,4 % aller Mountainbikeverletzungen und beinhalten vor allem Muskelzerrungen und –verstauchungen (1). Bei einer Krankenhausstudie von 84 verunfallten Hobby- und Wettkampffahrer in England traten insgesamt 133 Verletzungen beim Mountainbiken auf. Darunter war eine geringe Anzahl an Bandläsionen. Fünf Kreuzbandrisse traten am Knie auf (4% (5 von 133)) (46).

Weichteilverletzungen sind zwar selten aber dennoch ernsthafte Riss- oder Bruchverletzungen innerer Organe. Am Universitätsklinikum in Innsbruck ergaben Untersuchungen von Unfallverletzen beim Mountainbikersport, dass montierte Lenkerverlängerungen (Bar Ends) beim Sturz zu Hämatomen an der Leber führen können (47). Noch häufiger als die Leber (15%) wurde laut Kim et al. die Milz verletzt (49%) (42).

Die englische Studie mit den 133 registrierten Verletzungen von 84 Hobby- und Wettkampffahrern in einer Krankenhausstudie ermittelte durchschnittlich 1,6 Verletzungen pro Mountainbiker. Beachtlich ist dabei die Anzahl und Schwere der Verletzungen der inneren Organe. 10 % (n=14) waren Weichteilverletzungen mit gelegentlichem Riss. Hierunter zählte auch eine schwere Nierenverletzung, die letztendlich zum Resektion (Entfernen) der Niere führte (46).

Beim Mountainbikesport liegen die Angaben zu Distorsionen und Kapselbandverletzungen in der Größenordnung von 10 – 20 % (48). Betroffen sind meist Distorsionen der Finger und Fingergelenke sowie das Schultereckgelenk (45).

Kapselbandläsionen traten bei Untersuchungen im Breitensport mit 9,9 % und im Weltcupsport mit 19,3 % als die zweitstärkste Verletzung auf (45). Diese Läsionen zeigten dabei zwei Lokalisationsschwerpunkte zu einem bei den Fingern mit Distorsionen und Luxationen und zum anderen am Schultereckgelenk (45).
Verletzungen des Kniegelenks gehören zu den häufigsten Verletzungen im Sport und auch beim Mountainbike-Fahren wird es oft verletzt. Meistens sind es innere Verletzungen im Kniegelenk so wie Läsionen des Kapselbandapparates, der Minisken und des Gelenkknorpels. Oftmals treten diese Komplikationen kombiniert auf (32).

3.2.4 Luxationen, Luxationsfrakturen und Frakturen

Nach Warnke beträgt der Anteil an Frakturen ca. 20-30 % aller Verletzungen beim Mountainbikesport (9;41). Betroffen sind dabei im Breitensport die unteren und bei Weltcupfahrern die oberen Extremitäten (42;48). Wobei es dabei auch gegenteilige Aussagen wie zum Beispiel in der amerikanischen Studie von Nelson (41) oder von Gaulrapp (45) gibt. Solche widersprüchlichen Angaben wurden auch von Dingerkus et al. erkannt (48).

3.2.4.1 obere Extremitäten (Ellbogen, Vorderarm, Hand, Finger, Schulter)

Bedingt durch das natürliche Reflexverhalten einen Sturz abzufangen, sind die Arme und Hände besonders gefährdet. Durch die hohen Geschwindigkeiten und die Sturzhöhe kommt es oft zu Frakturen der oberen Extremitäten und gelenknahen Brüchen des

Unterarmknochens (z.B. *distale Radiusfraktur* – Speiche-Handgelenksfraktur) (S.235-239 (23).

Zu den oberen Extremitäten gehören der Schultergürtel bestehend aus Schlüsselbein (*Clavicula*), Schulterblatt (*Scapula*) und den dazwischen liegenden Gelenken sowie die Arme bestehend aus Oberarm (*Brachium*), Unterarm (*Antebrachium*) und Hand (*Manus*) mit den entsprechenden Gelenken.

Akute Schulterbeschwerden schließen Verrenkungen (meistens nach vorn (95 %) aber auch nach hinten (3 %) oder multidirektional (2 %)), Luxationen der Rotationsmanschette, Verletzungen an Schultereckgelenk und Schlüsselbein, Frakturen des Oberarmkopfes, selten aber auch Schulterblattbrüche und Verletzungen des Sternoklavikulargelenkes mit ein (S. 223 (24)). Bei Mountainbike-Weltcupfahrern, besondern bei DH-Fahrern, sind vermehrt Frakturen zu verzeichnen. Sie weisen vor allem Frakturen der Rippen (25 %), des Handgelenks (21,7 %) und des Schlüsselbeins (20 %) auf, während CC-Teilnehmer nur vereinzelnd Frakturen an Rippen (15,5 %) und Schlüsselbein (11,1 %) erlitten (49). 80% der Schlüsselbeinfrakturen betreffen den mittleren Schaftbereich (17). Durch direkte Kontusion oder indirektes Trauma entstehen Frakturen und Sprengungen des Acromio-Clavicular (AC)-Gelenkes (17;48), deren Verletzung nach Rockwood in Kombination mit seltenen Luxationen in sechs Stufen unterteilt wird (17).

Untersuchungen an Breitensportlern ermittelte die Schulterregion als vorrangige Region für Frakturen, wobei das Schlüsselbein zu 24,4 %, die Fingerknochen zu 22,9 % und der Unterarm mit Handgelenk zu 9,4 % betroffen waren (1). Dabei sind vermehrt Knochen wie Metacarpalia (Mittelhandknochen), Phalangen (Fingergliedknochen) und Radius (Speiche) gebrochen (9). Ähnlich Ergebnisse wurden auch von Dingerkus sowie bei Gaulrapp und Kollegen ermittelt (45;48).

3.2.4.2 untere Extremitäten (Becken, Tibia, Femur)

Zu den unteren Extremitäten zählen die Hüft- und Beckenregion und die Beine mit Oberschenkeln, Unterschenkeln, Fuß sowie Sprung- und Kniegelenken.

Frakturen der unteren Extremitäten sind im Gegensatz zu den oberen kaum zu beobachten. Während es zu Becken- und Hüftbrüchen nichts in der Literatur zu finden ist, wurden Frakturen des Wadenbeins (18), des Schienbeins (*Tibia*) (46), des Oberschenkelknochens (*Femur*) (46), Verrenkung des Lisfranc-Gelenk zwischen den Fußwurzelknochen und den Fußmittelknochen (50) oder allgemein der unteren Gliedmaßen (40) angegeben.

Grundsätzlich war das Vorkommen von Frakturen und Verrenkungen der oberen Extremitäten höher als das der unteren Gliedmaßen (12,1 % vs. 2,1 %) (40).

3.2.4.3 Oberkörper (Thorax, Rippen, Wirbelkörper)

Die meisten Verletzungen, die am Oberkörper registriert wurden, betrafen die Brustwand gefolgt von Verletzungen des Pneumothorax und des Hemothorax (42). Aber auch Frakturen der Rippen, des Rückens/Wirbelsäule wurden registriert und entsprachen etwa 2,1 % bzw. 0,5 % aller Verletzungen (40).

3.2.4.4 Wirbelsäule

Die Halswirbelsäule (HWS) ist die am wenigsten geschützte und dabei flexibelste Region der Wirbelsäule, deshalb ist sie sehr anfällig für Verletzungen. Obwohl man beim DH-Rennen Geschwindigkeiten von bis zu 100 km/h erreicht und im Vergleich zu den anderen MTB-Sportarten am häufigsten über den Lenker stürzt, gibt es interessanterweise wenige Angaben zu Verletzungen der Wirbelsäule. In der Studie von Kim et al. ist die Verletzung der Wirbelsäule die dritthäufigste (12 %) aller aufgeführten Verletzungen, wobei Rückenmarksverletzungen davon zu 24 % auftraten. 52 % aller an der Wirbelsäule verletzten Patienten mussten sich einem operativen Eingriff unterziehen (42).
Stürze auf den Schädel, meist über den Lenker, können trotz Tragen eines Helmes zu schweren HWS-Verletzungen bis hin zur kompletten Querschnittslähmung führen (51).
Nach einer 13-jährigen retrospektive Analyse von Dodwell et al. betreffen spinale Frakturen und Verletzungen des Rückenmarks besonders junge männliche Freizeitfahrer im Alter von ca. 32,7 Jahren. Hierbei wurden Wirbelsäulenverletzungen von 102 Männern und 5 Frauen herangezogen und wie folgt ausgewertet: 79 Patienten (73,8 %) erlitten HWS-Verletzungen (14 in der oberen HWS, 65 in der mittleren und unteren HWS) und 28 Patienten (26,2 %) Brust- oder LWS-Verletzungen. 43 von den 107 Patienten verletzten sich zusätzlich am Rückenmark. Zwei Patienten blieben nach dem Krankenhausaufenthalt auf künstlichen Beatmung angewiesen (52).

3.2.5 Gesichts- und Zahnverletzungen (Nase, Kiefer)

In den letzten 30 Jahren hat sich nicht nur das Freizeitverhalten geändert hat, sondern auch die sportartbedingten Verletzungen. So ist die Anzahl der Verletzungen im Gesicht, am Gesichtsschädelknochen und an den Gesichtsweichteilen deutlich gestiegen.

Grundsätzlich kann man die Verletzungen in vier Bereiche zusammenfassen: reine Weichteilverletzungen, Frakturen des Gesichtsskelettes, Zahnverletzungen und kombinierte Knochen- und Weichteilverletzungen (53).

Sturzbedingte Frakturen beim Mountainbiken betreffen vor allem den Kopfbereich (48). Ein Sturz über den Lenker auf das Kinn hat oftmals Verletzungen und Frakturen im Mittelgesichtes, des Unterkiefers, der Kiefergelenke und des Nasenbeins zur Folge (Begleiterscheinung i.R. Schädel-Hirntrauma) (48;53).

Mountainbiker verletzen sich schwerer als Radfahrer. Während Radfahren sich meist das Jochbein verletzen (30,8 %), haben MTB-Fahrer vermehrt Knochenbrüche im Gesicht (55 %), dentoalveoläre Verletzungen (22 %) sowie leichte Hautverletzungen (23 %). Mountainbiker weisen horizontale Le-Fort-I-Frakturen, pyramidale Le-Fort-II-Frakturen, transversale Le-Fort-III-Frakturen (15.2%) sowie zentrale Gesichtsverletzungen auf. Meist sind mehr als eine Fraktur pro Patient zu verzeichnen (39).

Ebenfalls als Verletzungen gelten Zahnunfälle. Dabei sind die oberen Schneidezähne die meist betroffensten Zähne (54;55). Ebenso häufig kommt es zum Bruch einer vorhandenen Krone (56;57). Eine Studie, die insgesamt 473 männliche Mountainbiker aus der Schweiz, Österreich, Italien und Deutschland einschließt, zeigt, dass etwas 5,7 % der Verletzungen Zahnunfälle sind (48;58). Nur 52,5 % aller Befragten wussten, dass man abgerissene Zähne wieder reimplantieren kann, sofern der Zahn entsprechend gelagert wird und nur 6,3 % aller Befragten kannten den tooth rescue kit, der der Aufbewahrung abgebrochener Zähne dient. Einem Mundschutz gegenüber waren 71,9 % aller aufgeschlossen, jedoch nur 4,4 % trugen einen während des Mountainbikens.

Beruhend auf die Verletzungsprofile von Radfahrern und Mountainbikern schlägt Chow et al. vor, das Design der herkömmlichen Fahrradhelme durch Fahrradhelme mit zusätzlichem Gesichtsbogen, sogenannte Integralhelme, wie sie Downhillfahrer in den Wettkämpfen verwenden, zu ändern. Nach ihrer Ansicht bieten die bis jetzt genutzten vor allem Mountainbiker nicht ausreichend Schutz vor Verletzungen im Gesicht (59).

3.2.6 ZNS-Verletzungen / Schädelhirnverletzungen

Vor allem Stürze über den Lenker gehen mit Schädelverletzungen einher. Dabei stürzen Frauen über den Lenker häufiger als Männer. Am meisten betroffen sind Downhillfahrer (60). Schwere Kopfverletzungen sind auch beim Mountainbiken durch das Tragen eines Fahrradschutzhelmes vermeidbar (61).

Beachtlich bei einer amerikanischen Studie von Nelson et al. ist aber, dass besonders jugendliche MTB-Fahrer im Alter von 14 bis 19 Jahren einen größeren Anteil an Schädel-Hirn-Verletzungen (8,4% von 217.433 Verletzten) hatten, als Jugendliche im Alter von 8 bis 13 Jahre, beziehungsweise die älter als 20 Jahren waren (jeweils 4,3% von 217.433 Verletzten) (41).

3.2.6.1 offene Schädelhirnverletzungen

Offene Schädelhirnverletzungen (SHV) ereignen sich durch Stürze ohne Helm. Beispielsweise erlagen 1995 und 2003 die Radsportler F. Casartelli und A. Kivilev bei der Tour de France ihren schweren Kopfverletzungen, da sie keinen Helm trugen.
Offene SHV weisen eine Verbindung zwischen Kopfhaut und Gehirn und somit zwischen extra- und intrakraniellem Raum auf. Verursacht werden diese SHV durch Schädelbasisfrakturen, Impressionsfrakturen mit Knochenverlagerungen zum Gehirn, und das Eindringen von Fremdkörpern. Durch die lokale Schädigung wird das Hirngewebe nekrotisch und zerstört. Sekundäre Einblutungen und Infektionen führen zu Phlegmonen (rasch ausdehnende Bindegewebsentzündungen), eitriger Meningitis oder Hirnabzessen (S. 160 (24)).

4.2.6.2 geschlossene Schädelhirnverletzungen

Stumpfe SHV haben keine Verletzung der Dura zur Folge und werden nach dem Schweregrad in leichte, mittelschwere und schwere Verletzungen unterteilt (S. 236 (32)). In den Sportarten, bei denen Stürze möglich sind, wie z. B. beim Reiten, Skilaufen und auch Radfahren, treten als Begleiterscheinung häufig gedeckte Schädel-Hirn-Traumen auf (53). Schädel-Hirn-Traumen (SHT) treten bei Mountainbikern zu 2,6 % auf (8). Eine frühere Publikation gibt sogar ein Risiko eines schweren SHT von bis zu 10 % an (62). Dies lässt sich wohl mit der „Trage-Moral“ von Fahrradhelmen erklären, da sich Biker ohne Helm am meisten und schwersten verletzen. Dabei sind Hobbysportler stärker gefährdet, da sie nur in 56 % der Fälle einen Helm tragen (S. 160 (24)). In einer Publikation von Kelsch und Kollegen kam heraus, dass schwere Kopfverletzungen auch beim Mountainbiken durch das Tragen eines Fahrradschutzhelmes vermeidbar sind (61). Sie diagnostizierten bei 47 % der helmgeschützten Fahrer ein SHT, das aber nur einem leichten SHT entsprach. 81 % der helmungeschützten Fahrer erlitten ein SHT, davon hatten 84 % ein leichtes, 12 % ein mittelschweres und 4 % ein schwereres SHT. Während von den helmgeschützten Fahrern 59 % operiert werden mussten, waren es bei den helmungeschützten Fahrern 70 %. 4 % der Verletzten überlebten den Unfall nicht und diese gehörten zu den helmungeschützten Bikern (61).

3.2.6.2.1 leichte Schädelhirnverletzung (Commotio cerebi)

Die zu den leichten SHV gehörende Gehirnerschütterung ist eine reversible Funktionsstörung ohne strukturelle Schädigung des Gehirns. Bleibende Schäden sind gering und die Symptome wie Bewusstlosigkeit nach dem Sturz, retrogarde Amnesie, Erbrechen, Benommenheit, Schwindel und Kopfschmerzen meist nach wenigen Tagen wieder verschwunden (S. 236 (32)).

3.2.6.2.2 mittelschwere Schädelhirnverletzung (Contusio cerebri)

Bei der mittelschweren SHV (Gehirnprellung bzw. -quetschung) erleidet das Gehirn eine nachweisbare Substanzschädigung mit länger andauernder Bewusstlosigkeit sowie neurologischen, und psychischen Symptomen. Meist treten ein intrakranielles Hämatom oder ein Hirnödem auf, welches zur Erhöhung des Hirndruckes führt. Des Weiteren sind Lähmungen der Augenmuskulatur oder eine Halbseitenlähmungen wahrscheinlich. Eine völlige Bewusstlosigkeit mit reaktionslosen Pupillen und Atemlähmung können folgen (S. 236 (32)).

3.2.6.2.3 schwere Schädelhirnverletzung (Compressio cerebri)

Zu den schweren SHV gehört das Schädel-Hirn-Trauma (SHT), dem meist eine Blutung im Gehirn zu Grunde liegt. Durch das sich ausbildende Hämatom kommt es zu einer Raumforderung, die wiederum zu einem entsprechenden Druck auf das Gehirn führt (S. 236 (32)).

Das SHT lässt sich je nach Lokalisation des Hämatoms in folgende Verlaufsformen unterteilen:

Schon eine einfache Schädelprellung kann zwischen Schädelknochen und harter Hirnhaut (*Dura mater*) zu einem **epiduralen Hämatom** führen. Es tritt bei 6-10 % der SHT auf und entsteht durch das Zerreissen der *A. meningea media*. Meist liegt gleichzeitig noch eine Schädelfraktur vor. Trotz kurzzeitiger Besserung nach initaler Bewusstseinstrübung stellt sich eine erneute Verschlechterung des Bewusstseinzustandes mit Lähmungen der Augenmuskulatur und motorischen Ausfällen ein. Eine Lethalität liegt bei 35-50 % (S. 162-163 (24); S. 236 (32)).

Nach einer massiven Hirnkontusion entsteht ein **akutes subdurales Hämatom** (15 % aller SHT). Es ist meist unilateral frontoparietal gelegen und entsteht aus verletzten Gefäßen der

Hirnrnde oder durch das Durchbrechen einer intrazerebralen Blutung. Das Subduralhämatom liegt zu 70 % isoliert und zu 60 % in Kombination mit einem Epiduralhämatom vor. Die Symptome, die Bewusstseinsstörungen (80 %), Anisokorie (, 51 %), Halbseitenlähmungen (49 %), Papillenödeme (16 %) und Adduzensparese (5 %) mit einschließen, treten meist innerhalb der ersten 6 h und nur selten nach 24 h auf. Eine weitere Unterscheidung in akutes und chronisches Subduralhämatom ist möglich, tritt jedoch seltener beim Sport sondern eher bei Personen mit hoher Blutungsneigung auf (S. 163 (24); S. 237 (32)).

Das **intrazerebrale Hämatom** tritt in 10 – 45 % aller SHT auf. Intrazerebrale Blutungen befinden sich vorwiegend im Frontal- und Temporallappen, werden durch eine Kontusion (Prellung / Quetschung) verursacht, können Verbindungen zu Kontusionsblutungen haben, aber auch durch intraparenchymatöse Gefäßzerreißung infolge eines Sturzes entstehen (S. 163-164 (24); S. 237 (32)).

Kontusionsblutungen liegen bei bis zu 95 % der tödlichen Hirntraumen vor, die wiederum durch leichte (6 %), mittelschwere (78 %) und schwere Kontusionen (10 %) verursacht werden können. Kontusionen lassen sich zudem in Fraktur-, Stoß- und Gegenstoß- sowie Herniationskontusionen unterteilen. Hirndruckzeichen, Hirnareal-assoziierte Lähmungen und Ausfälle sind die Folgen. Im späteren Verlauf können dann noch epileptische Anfälle oder dauerhafte Lähmungen auftreten. Kontusionen im Bereich des Hirnstammes und des Zwischenhirns enden meist tödlich oder im apallischen Zustand. Eine eindeutige Abschätzung des Ausmaßes lässt sich jedoch erst nach 3-6 Stunden nach der Verletzung machen (S. 164 (24)).

3.2.7 Stürze, Ursachen und Formen

Das Geländeprofil, in dem die meisten Stürze passieren, ist meist steil bergabschüssig und hat einen steinig-lockeren oder nass-rutschigen Untergrund (3;48).

Die Stürze bergauf erfolgen meist durch unangepasste Körperposition auf dem Bike oder durch fehlende Geschwindigkeit. Eine falsche Schwerpunktverteilung führt zum Hochsteigen des Vorderrads und meist zu Kontrollverlust. Aufgrund mangelnder Geschwindigkeit (zu steiles Gelände, „Kettenklemmer“, etc.) ist auch die Translationskraft (Aufstellmoment bei Drehbewegung, bzw. Stabilisation durch Rotation) geringer und folglich ist die Position auf dem Fahrrad instabil, was zu einem seitlichen Umfallen führen kann.

Stürze beim Bergabfahren könnten mehrere Gründe haben. Falsche Körperposition oder Bremsen können z.B. zu einem Sturz über den Lenker führen, zu hohe Bergabfahrtsgeschwindigkeiten zu Kontrollverlust.

Ein durch Fahrfehler bedingtes Wegrutschen des Hinterrades beim Bremsen in Kurven kann in Verletzungen an den Beinen resultieren. Rutscht im Gegensatz dazu das Vorderrad weg, so kommen vermehrt Verletzungen des Thorax und der Arme vor.

Bei Stürzen über den Lenker bzw. über das Vorderrad treten häufig Gesichts-, Kopf- und Schultergürtelverletzungen auf. Bedingt durch das natürliche Reflexverhalten, diesen Sturz abzufangen, sind dann zusätzlich auch Arme und Hände gefährdet, verletzt zu werden.

Stürze durch Erschöpfung und Konzentrationsmangel – physische wie auch psychische Erschöpfungen können sich auf die Fahrtechnik negativ auswirken. Stürze in Folge von Leichtsinn können durch fehlende Fahrtechniken, Überschätzen des eigenen Könnens herrühren. Materialversagen und technische Fehler können zum Teil auch schwere Verletzungen nach sich ziehen. In einer Studie von 3 gestürzten MTB-Fahrern, die danach an einer teils- oder ganzheitlichen Querschnittslähmung leiden, resultierte ein Sturz in der Abfahrt durch den plötzlichen Verlust des Vorderrades (51).

In der Studie von Oehlert, Wölk und Hassenpflug, die die Verletzungen und Beschwerden von 49 CC-Wettkampfmountainbikern untersuchten, ermittelten sie auch die Ursachen der Unfälle. Eine unangepasste Geschwindigkeit sowie Kollisionen mit Mitstreitern (7x), einem Baum (1x) und Autos (3x, beim Training auf der Straße) führten am häufigsten zu Unfällen. Fahrfehler, Selbstüberschätzung, mangelnde Konzentration und Erschöpfung waren auch Gründe für die Stürze. Nach Angaben der Wettkampffahrer spielt für sie der Untergrund und Materialversagen in den wenigsten Fällen eine Rolle (18).

4. Erhebung einer Studie

4.1 Ziel der Studie

Ziel einer eigenen Untersuchung war es, Daten zu Verletzungen und Beschwerden während und nach der Fahrt an Breitensportlern und Wettkampffahrern zu erheben und mit bereits publizierten Untersuchungen zu vergleichen.

4.2 Methodik und Datenerhebung

Im Rahmen dieser retrospektiven Studie wurden 78 Breiten- (m = 60 und w = 18) und 13 Wettkampfsportler (m = 12, w = 1) aus Deutschland zu einem eigens erstellten Fragebogen bezüglich Beschwerden und Verletzungen beim Mountainbiken befragt. Der Fragebogen wurde von mir erstellt und bei dem Arber Radmarathon mit Disziplin Mountainbike im Raum Oberpfalz in Bayern zum mündlichen Interview herangezogen bzw. zum Ausfüllen ausgeteilt. Bei dieser Radtouristischen Großveranstaltung, können nicht nur Rennradfahrer sondern auch Mountainbiker in der CC-Disziplin teilnehmen. Des Weiteren wurde der Fragebogen an 56 Wettkampforientierte Radsportler verschickt, die ich auf der offiziellen Website vom Bund Deutscher Radfahrer (BDR) ausfindig gemacht habe, von denen ein Rücklauf von 10 Fragebögen zurückkam.

Beim Ausfüllen der Fragebögen sollten neben Angaben zur Person, Fragen zum MTB, zur Ausrüstung, Fahrleistung, Beschwerden während und nach der Fahrt, Verletzungen und deren mögliche Ursachen sowie zu präventiven/rehabilitativen Maßnahmen beantwortet werden.

4.3 Ergebnisse

Bei den 91 befragten Mountainbikern handelte es sich um 78 breitensportorientierte Hobbyfahrer mit einem durchschnittlichen Alter von 33,7 (± 8,9) Jahren sowie 13 wettkampforientierte Mountainbiker (Kaderfahrer, Bundesliga) im Alter von 22,2 (± 4,6) Jahren (Tabelle 1). Der Anteil an Mountainbikerinnen betrug bei den Breitensportlern 23 % (18/78) und bei den Wettkampforientierten 7,7 % (1/13). Durchschnittlich betrieben die Mountainbikefahrer ihren Sport seit 8,0 (± 5,5) Jahren bzw. 9,6 (± 3,9) Jahren mit einer jährlichen Saisonfahrleistung mit MTB und Rennrad (RR) von 3.000 km bzw. 9.000 km. Die Breitensportler gaben eine wöchentliche Fahrleistung von 86 km/pro Saison an, während sich die Angaben der Leistungssportler auf wöchentliche 190 km/pro Saison beliefen.

	Breitensportorientiert	Wettkampforientiert
Alter [Jahre]	33,7 (± 8,9)	22,2 (± 4,6)
Geschlecht	18 ♀, 60 ♂	1 ♀, 12 ♂
MTB-Zugehörigkeitsdauer [Jahre]	8,0 (± 5,5)	9,6 (± 3,9)
Km MTB-Saison [MTB+RR]	3000 ± 1740	8990 ± 4600
Km MTB-Saison [MTB]	2290 ± 1290	8140 ± 4610
Km MTB-Woche	86 ± 57	190 ± 80
MTB-Disziplin-Verteilung (CC/FR/DH/BP) *	74/15/6/6	12/0/1/0

* Mehrfachnennungen möglich

Tabelle 1: Zusammenstellung der befragten Kohortengruppe (MTB = Mountainbike, RR = Rennrad, CC = CrossCountry, FR = Freeride, DH = Downhill, BP = Bikepark)

Erfreulicherweise benutzten 98,9 % aller Befragten einen MTB-Helm beim Ausüben ihrer Sportart. Darüber hinaus trugen 82 % / 100 % der Breitensportler / Wettkampforientierten Handschuhe, 87 % / 92 % Fahrradbrille, 10 % / 8 % Protektoren (Schulter, Arme, Beine) und 4 % / 8 % einen Rückenprotektor.

Insgesamt wurden 202 Beschwerden angegeben, wobei Mehrfachnennungen gemacht wurden. Dies ergibt eine Beschwerderate von 2,6 Beschwerden/Sportler. Von den 78 befragten Breitensportorientierten MTB-Fahrern leiden 31 an kribbelnden Fingern, 27 an Nackenverspannungen der HWS, 18 an kribbelnden Handflächen, je 13 an Gesäßschmerzen bzw. Gesäßtaubheit und kribbelnden Füßen und Zehen, 12 an Schulterverspannungen, je 10 an Schmerzen im Kniegelenk bzw. an tauben Fingern und Fingergliedern beim und durchs Mountainbikefahren. Am wenigsten litten die Befragten an Steifheit der Finger (1), Krämpfen der Hand (1), Schulterschmerzen (1), Nackenschmerzen (1), Steifheit der Fuß- und Zehengelenke (1). Beschwerden im Bereich des Ellbogens und des Oberarms traten nicht auf.

Dahingegen gaben die Leistungssportler insgesamt nur 8 Beschwerden an. Fünf litten an Hautirritationen am Gesäß und jeweils einer nur an Steifheit der Finger, Unterarmverspannungen und Gesäßschmerzen.

Bezogen auf die 202 Beschwerden ergab sich daraus eine prozentuale Verteilung von 21,8 % Beschwerden im Bereich der Finger, 17,3 % im Gesäß- und Dammbereich, 13,9 % an der HWS und Nackenmuskulatur, 12,4 % an der Hand, 9,9 % an den Füßen / Zehen, 6,4 %

an der Schulter, 5,9 % am Rücken und an der LWS, 5 % am Knie, 4 % am Oberschenkel und 3,5 % am Unterarm. Die Beschwerden der Wettkampfsportler verteilten sich zu 75 % auf den Bereich des Gesäßes und des Damms, 12,5 % auf den Unterarm sowie 12,5 % auf die Finger.

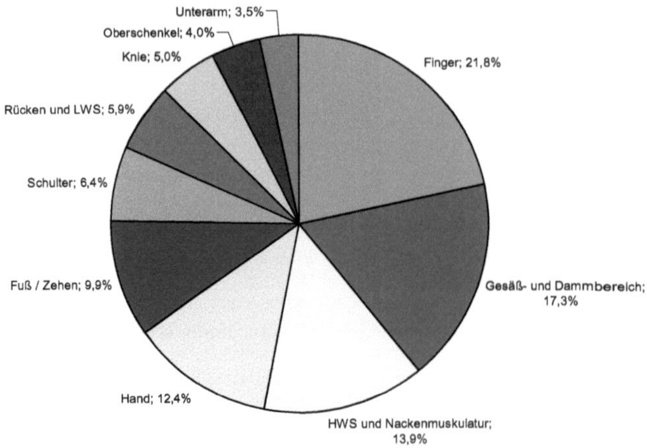

Hobbyfahrer

Vs.

Leistungssportler

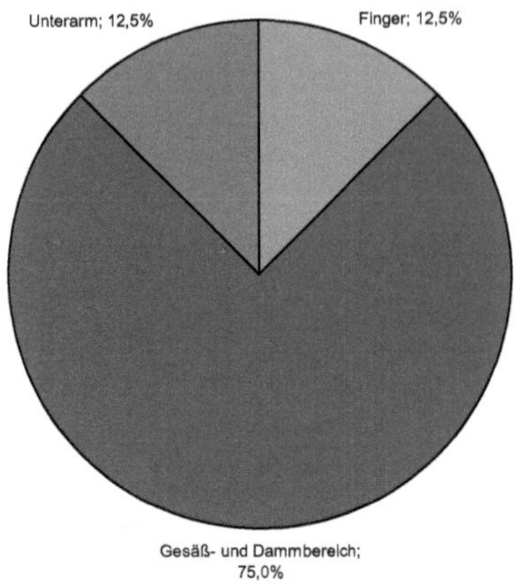

Abbildung 2: Prozentuale Verteilung der Beschwerden in der Gruppe der Breitensportorientierten (oben) bzw. wettkampforientierten MTB-Fahrern (unten). Während bei den Hobbyfahrern vermehrt Beschwerden an den Fingern auftraten, waren es bei den Leistungssportlern eher Gesäß- und Dammbeschwerden.

Die Beschwerden an den Fingern traten bei 27 Hobbyfahrern (35 %) während der Fahrt sowie bei 5 weiteren Fahrern (6,4 %) während der Fahrt und darüber hinaus auf. Wiederum weitere 5 Fahrer klagten über Beschwerden nur nach der Fahrt.
Die Nackenbeschwerden traten bei 19 Fahrern während der Fahrt, bei 3 weiteren während und nach und bei 4 anderen nur nach der Fahrt auf.
Die Wettkampforientierten beschwerten sich über Hautirritationen im Bereich des Gesäßes, wobei sie keine konkreten Angaben bezüglich des Zeitraumes bzw. –punktes machten. Der DH-Fahrer dieser Gruppe, der Beschwerden an den Fingern und am Unterarm aufwies, gab den Zeitraum nach der Fahrt dafür an.

Die Hobbysportler gaben insgesamt 94 Verletzungen an. Es ergab sich eine Verletzungsrate von 1,2 Verletzungen/Sportler. 33 Fahrer hatten sich nach eigenen Angaben in dem befragten Zeitraum nicht verletzt. Von den übrigen 45 Sportlern erlitten 6 eine Fraktur (6,4 % aller Verletzungen), 9 eine Bandläsion (8,5 %), 2 Luxationen (2,1 %), 17 Kontusionen (18,1 %), 3 leichte Gehirnerschütterungen (3,2 %) und 38 offene Wunden (40,4 %) (Tabelle 2). Ein knöcherner Sehnenabriss sowie weitere 18 Verletzungen wurden nicht näher erläutert. Beachtlich sind die 6 Bandläsionen an Sprunggelenken sowie die Anzahl der Kontusionen an der Schulter (6) und am Handgelenk (5).
Die Wettkampffahrer hatten im Verhältnis zu den Hobbysportlern eine Verletzungsrate von 2,4 Verletzungen/Sportler. Auch hier gaben 3 Fahrer an, nicht verletzt worden zu sein. Die restlichen 10 MTB-Fahrer erlitten insgesamt 31 Verletzungen (Tabelle 2), die 4 Frakturen (12,9 % aller Verletzungen), 2 Bandläsionen (6,5 %), 1 Luxation (3,2 %), 7 Kontusionen (22,6 %), 2 Gehirnerschütterungen (6,5 %), 10 offene Wunden (32,3 %) und 5 nicht weiter konkretisierte Verletzungen beinhalteten. Auffällig in dieser Kohorte war der DH-Fahrer, der eindrucksvolle 9 Verletzungen an Handgelenk (Kontusion), Finger (Bandläsion und Fraktur), Oberarm (Kontusion), Schulter (Fraktur und Kontusion), Oberschenkel (Luxation und Kontusion) und Fuß (Fraktur) erlitt.

Körperteilspezifisch war eine ähnliche Lokalisation der Verletzungen innerhalb beider Untersuchungsgruppen zu beobachten. Sowohl bei den Hobbysportlern als auch bei den Leistungssportlern wurde die Haut durch Schürfwunden verletzt (40,4 % vs. 32,3 %). Bei den Breitensportlern folgten Verletzungen der Schulter inklusive Schlüsselbein (11,7 %) und der Hand mit Gelenk (7, 5 %), während bei den wettkampforientierten Fahrern die Hand mit Gelenk zu 12,9 % und dann der Fuß mit Sprunggelenk zu 9,7 % verletzt wurden.

Verletzung	Breitensportler	Anzahl	%	Leistungssportler	Anzahl	%
Frakturen	Schlüsselbein	2	6,4	Finger	1	12,9
	Handgelenk	2		Handgelenk	1	
	Elle	1		Schulter	1	
	Mittelfuß	1		Fuß	1	
Bandläsionen	Sprunggelenk	6	8,5	Sprunggelenk	2	6,5
	Kniegelenk	2				
	Schulter	1				
Luxationen	Schulter	2	2,1	Oberschenkel	1	3,2
Kontusionen	Schulter	6	18,1	Schulter	1	22,6
	Handgelenk	5		Handgelenk	1	
	Hüfte	4		Hüfte	2	
	Ellbogen	1		Oberarm	1	
	Kniegelenk	1		Oberschenkel	1	
				Finger	1	
Gehirnerschütterung		3	3,2		2	6,5
Offene Wunden		38	40,4		10	32,3
Sehnenabriss		1	1,1			
Nicht angegeben		18	19,1		5	16,1
gesamt		**94**			**31**	

Tabelle 2: Zusammenstellung der Verletzungen in den 2 Kohorten.

Körperteil	Breitensport		Wettkampffahrer	
	Anzahl	[%]	Anzahl	[%]
Fuß/Sprunggelenk	7	7,45%	3	9,68%
Schulter/Schlüsselbein	11	11,70%	2	6,45%
Hand/Handgelenk	7	7,45%	4	12,90%
Hüfte	4	4,26%	2	6,45%
Kopf	3	3,19%	2	6,45%
Haut	38	40,43%	10	32,26%
Arm	2	2,13%	1	3,23%
Bein/Kniegelenk	3	3,19%	2	6,45%
Sehnenabriss	1	1,06%	0	0,00%
nicht angegeben	18	19,15%	5	16,13%
gesamt	94		31	

Tabelle 3: Anzahl der Verletzungen sowie prozentuale Verteilung der körperteilbezogenen Verletzungen in der Gruppe der Breitensportorientierten (links) bzw. wettkampforientierten MTB-Fahrern (rechts). Während bei den Hobbyfahrern vermehrt Verletzungen an der Haut, Schultern und Hand auftraten, waren es bei den Leistungssportlern eher Haut-, Hand- und Fußverletzungen.

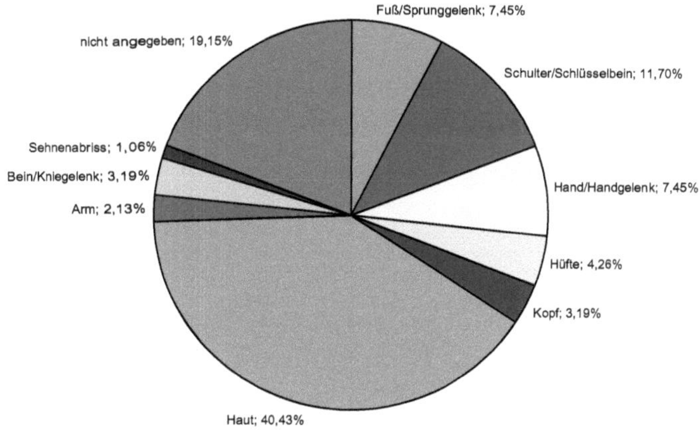

Hobbyfahrer

vs.

Leistungssportler

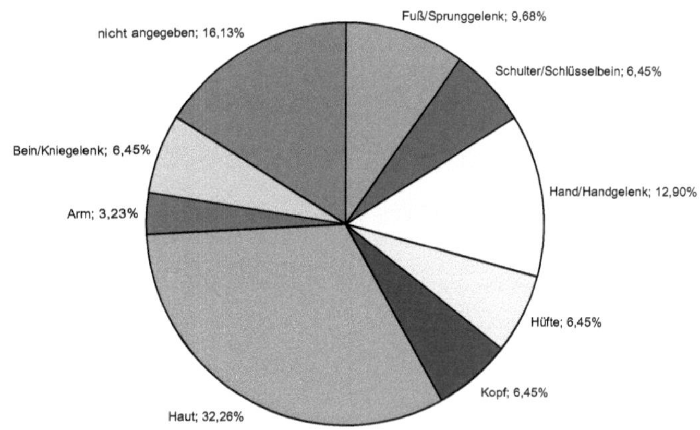

Abbildung 3: Prozentuale Verteilung der körperteilbezogenen Verletzungen in der Gruppe der Breitensportorientierten (oben) bzw. wettkampforientierten MTB-Fahrern (unten). Während bei den Hobbyfahrern vermehrt Verletzungen an der Haut, Schultern und Hand auftraten, waren es bei den Leistungssportlern eher Haut-, Hand- und Fußverletzungen.

Als Hauptursache der Verletzungen wurde in beiden Kohorten Fahrfehler (30 x vs. 10 x) angegeben (Tabelle 4). Dabei erfolgten die Stürze bei den breitensportorientierten Fahrern beim Bergabfahren. Lediglich ein Fahrer gab an, beim Bergauffahren gestürzt zu sein. Als weitere Sturzursachen wurden Konzentrationsmangel (14 x), überhöhte Geschwindigkeit (13 x), Leichtsinn (10 x) und Selbstüberschätzung (7 x) angegeben. Des Weiteren sorgte das unbekannte Gelände (7 x) und Überforderung (3 x) für Verletzungen durch Sturz. Materialversagen und Fremdverschulden (je 2 x) sowie Kollision (1 x) wurden seltener als Ursache genannt. Im Hochleistungsbereich wurden leider keine Angaben zum Ort des Sturzes (bergab oder bergauf) und nur wenige zu den Sturzursachen gemacht. Neben den Fahrfehlern wurde acht Mal zu schnelles Fahren und je 1 Mal Selbstüberschätzung, Unvertrautheit des Geländes sowie Erschöpfung als Auslöser des Sturzes genannt.

Sturzursachen	Breitensportorientierte Fahrer	Wettkampforientierte Fahrer
Bergauf	29	k. A.
Bergab	1	k. A.
Fahrfehler	30	10
Konzentrationsmangel	14	-
Zu schnelles Fahren	13	8
Leichtsinn	10	-
Selbstüberschätzung	7	1
Unvertrautheit mit dem Gelände	7	1
Überforderung	3	-
Materialversagen	2	-
Fremdverschulden	2	-
Kollision	1	-
Erschöpfung	-	1

Tabelle 4: Häufigkeiten der Sturzursachen innerhalb beider Kohorten

Als weitere wichtige Sturzursache gaben 19 Hobby- und 8 Wettkampffahrer schotterigen Untergrund an (Tabelle 5). Elf bzw. ein Fahrer der jeweiligen Gruppe waren aufgrund von Nässe, 9 Breitensportler aufgrund von Kies gestürzt.

Bodenbeschaffenheit	Breitensportorientierte Fahrer	Wettkampforientierte Fahrer
Schotter	19	8
Nässe	11	1
Kies	9	-

Tabelle 5: Bodenbeschaffenheiten als Sturzursachen innerhalb beider Kohorten

Infolge von Verletzungen pausierten die Hobbyfahrer insgesamt 44 Wochen, 20 Sportler wurden ambulant, 1 stationär und 4 nach OP stationär behandelt. Die Leistungssportler legten eine Zwangspause von insgesamt 15 Wochen ein. 2 wurden nach OP stationär aufgenommen und 4 weitere ambulant versorgt.

Zum Ausgleich aber auch für den Aufbau der Muskulatur ist das Ausüben einer oder mehrerer anderen Sportarten ideal. Zusätzlich zum Mountainbike-Sport übten 58 % der befragten Breitensportler und 92% der Wettkampffahrer noch andere Sportarten aus. So betreiben die meisten Jogging, Schwimmen und/oder Fitnesstraining (Tabelle 6). Von den 78 Breitensportlern gehen 21 (26,9 %) zum Laufen, 17 (21,8 %) zum Schwimmen und 11 (14,1 %) zum Fitness. Jeweils 3,9 % klettern oder spielen Fußball, je 2,6 % fahren Ski bzw. Snowboard oder gehen (Berg)wandern. Ferner fahren je ein Sportler Rennrad, Inliner oder Skateboard bzw. gehen zum Krafttraining, Rudern, Yoga, Volleyball oder Tennis. Bei den 13 Leistungssportlern machen jeweils über die Hälfte Lauf- bzw. Fitnesstraining (jeweils 7). Zur Wintersaison sind Ski und Snowboard bei 38,5 % sowie Langlaufski und Schlittschuhe bei 15,4 % sehr beliebt. Jeweils ein Befragter gab an, zu klettern, ins Kraftstudio zu gehen oder Inliner zu fahren.

Sportarten	Breitensportorientierte Fahrer	Wettkampforientierte Fahrer
Jogging, Laufen	21 (26,92 %)	7 (53,85 %)
Schwimmen	17 (21,79 %)	-
Fitnesstraining	11 (14,10 %)	7 (53,85 %)
Klettern	3 (3,85 %)	1 (7,69 %)
Fußball	3 (3,85 %)	-
Wintersport I (Skifahren, Snowboard)	2 (2,56 %)	5 (38,46 %)
Wintersport II (Skilanglauf, Skating)	0	2 (15,38 %)
Bergwandern, Wandern	2 (2,56 %)	-
Rennradfahren, Krafttraining, Inlinefahren, Rudern, Yoga, Skateboard, Tennis, Volleyball	Jeweils 1 (1,28 %)	
Kraftstudio, Inlinefahren	-	Jeweils 1 (7,69 %)

Tabelle 6: ausgeübte Sportarten als Ausgleich zum MTB-Fahren innerhalb beider Kohorten

Von den Breitensportlern gaben 9 % an, regelmäßig ein explizites Krafttraining für ihren Sport und als präventive Maßnahme durchzuführen, während sich die Angaben der Weltkampffahrer auf 92 % (12 von 13 Sportlern) beliefen. Ein explizites Dehn- und Stretchprogramm führten dahingegen 13 % der Hobbyfahrer und 85 % der Hochleistungsfahrer regelmäßig durch. An Fahrtechnikschulungen nahmen scheinbar nur Breitensportler teil, da nur diese die Frage beantworteten bzw. bejahten. Von den 10 an Schulungen teilnehmenden Fahrern (13 %) nahmen 2 Sportler (w, 30 Jahre, 3 a MTB; m, 51 Jahre, 21 a MTB) regelmäßig an Fahrtechnikschulungen bzw. Mountainbikefahrkursen teil.

Auf die Frage nach alternativen Trainingsmöglichkeiten bei schlechtem Wetter, im Winter, als Trainingsergänzung gaben viele Indoor-Cycling an (Breitensportler n=20 / Wettkampfsportler n=10). 9 Breitensportler und 1 Wettkampffahrer betreiben als Ergänzung Spinning und ziehen das Training mit anderen und unter Anleitung eines Spinningtrainers dem Indoor-Cycling vor. 2 Breitensportler betreiben im Winter bzw. an Schlechtwettertagen sogar beide Sportformen (Indoor und Spinning) (Tabelle 7).

Im Winter, bei schlechtem Wetter	Breitensportorientierte Fahrer	Wettkampforientierte Fahrer
Indoor-Cycling	26%	77%
Spinning	12%	8%

Tabelle 7: alternative Trainingsmöglichkeiten beider Kohorten

4.4 Diskussion

Grundsätzlich gaben Breitensportler mehr körperliche Beschwerden an als die Wettkampffahrer, obwohl diese aufgrund der deutlich gestreckteren sportlichen Position auf dem MTB und mehr Stützlast auf den Händen beim CC-Rennen mehr Beschwerden aufweisen müssten. Gründe für die geringere Anzahl könnten zu einem das Ignorieren der Beschwerden oder das Als-gegeben- bzw. Als-existierend-Hinnehmen sein. Vielleicht haben sie sich daran gewöhnt oder ihr Sportgerät entsprechend so angepasst, dass keine Beschwerden mehr auftreten. Andere Berichte geben ebenfalls bei Leistungsfahrern ein Bagatellisieren der Beschwerden an (S.16 (3)). Nur Hautirritationen und Schmerzen am Gesäß scheinen unangenehm genug zu sein, um sie zu erwähnen, wobei bei der

angegebenen Kilometeranzahl die Beschwerden berechtigt sein müssten (9.000 km vs 3.000 km).
Beschwerden im Gesäß / Sitzbereich (44,6 %) wurden ebenfalls als stärkstes Symptom bei einer Befragung von 840 MTB-Enthusiasten am Gardasee beobachtet, von denen insgesamt 90 % der Interviewten Beschwerden und Überlastungssymptome angaben. Neben den Gesäßbeschwerden klagten die Fahrer über schmerzende Nacken / Halswirbelsäulen (43 %), Fingergelenke (37,4 %), Rücken / Lendenwirbelsäulen (35,5 %), Kniegelenke (27,3 %) und Handgelenke (20 %) beim und nach dem Fahren (19). Diese Beschwerden traten ähnlich wie bei meinen Ergebnissen in Form von Kribbeln, Schmerzen, Verspannungen, Steifheit und Taubheit oder als Hautirritationen auf.
Dabei sind die angegebenen Beschwerden im Bereich Hand / Unterarm / Nacken bei den Hobbyfahrern mit geringem Aufwand relativ schnell und kostengünstig abstellbar. Der Fahrradzubehörmarkt bietet hier eine große Auswahl an ergonomisch geformten Griffen, um Beschwerden von kribbelnden Fingern, Fingertaubheit und Verspannungen loszuwerden. Von unterschiedlichen Herstellern gibt es eine Reihe an die Anatomie des Menschen angepasste Lenkergriffe. Auch Handschuhe könnten helfen. Lenkerhörnchen helfen die Griffposition und Lenkervorbauten die Sitzposition (in verkürzt, verlängert, sportlich gestreckt, komfortabel aufrecht) variieren zu können. Dabei existieren auch verstellbare Vorbauten (S.18 (2)). Statt gerade und flache Lenker existieren andere Formen wie beispielsweise gekröpfte Lenker, die der Anatomie der Handgelenke entgegenkommen. Vorteilhaft dabei ist auch die sich darauf ändernde aufrechtere Sitzposition, die neben größerer Rundumsicht auch weniger Belastung des HWS-Bereichs gewährleistet.
Eine richtige und optimierte Einstellung des Fahrrads auf den Fahrer kann ebenfalls den Beschwerden entgegenwirken, dabei muss eine sportliche Position nicht immer von Vorteil sein. Man kann auch in einer komfortablen Position sportlich unterwegs sein.
Regenerative Maßnahmen nach dem Sport durch sportspezifisches Dehn- oder Stretchingprogramm und Beweglichkeitstraining helfen außerdem gegen Beschwerden (S.157 (15); S.735-760 (63)).
In ähnlichen Studien wurden auch Daten bezüglich Beschwerden und Verletzungen erhoben. In der Studie von Oehlert wurden rezidivierende Beschwerden hauptsächlich an den Knien, der HWS und der LWS mit ca je 25 % beobachtet. Die in dieser Studie befragten Sportler gaben eher Beschwerden am Gesäß, an der Hand und den Fingern an. Lediglich die Breitensportler zeigten ebenfalls recht häufig Beschwerden. an der HWS.

Von den 91 befragten Mountainbikern verletzten sich insgesamt 43. Die Verletzungsrate der Wettkampfathleten war mit 2,4 Verletzungen pro Sportler höher als die der Hobbysportler mit 1,2 Verletzungen pro Sportler. Betrachtet man jedoch die Verletzungsrate im Zusammenhang mit der gefahrenen Kilometerleistung pro Saison, kann man feststellen, dass Wettkampfsportler die 3-fache Kilometerstreckenleistung in der Saison erbringen als Hobbyfahrer. Demnach müsste die Verletzungsrate der Hobbyfahrer mehr als die dreifache Rate von Leistungssportlern betragen (theoretisch 3,6 Verletzungen/Sportler). In ähnlichen Untersuchungen wurde diese höhere Verletzungsrate bei den professionellen Fahrern auch beobachtet ((45); (49); (44); (58)).
Wie auch bei Himmelreich et al. beschrieben, hatten die Fahrer, die regelmäßig Wettkämpfe bestritten, zwar ein geringeres allgemeines Verletzungsrisiko, verletzten sich aber vermehrt stärker. Dieses Phänomen konnte auch in dieser hier vorliegenden Studie beobachtet werden, wenn die jeweiligen Verletzungen zu den Gesamtverletzungen in Relation gesetzt wurden. So war die Anzahl der Frakturen sowie der Gehirnerschütterungen, die die Wettkämpfer erlitten doppelt so hoch wie bei den Breitensportlern. Genau die gleichen Ergebnisse erhielten auch Himmelreich und Kollegen.
Zudem gibt es Unterschiede hinsichtlich Fahrgeschwindigkeit, Streckenprofil (Höhenmeter, Schwierigkeit, etc) zwischen den zwei Kohorten. Eine lockere Feierabendrunde eines Hobbysportlers steht sicher in keinem Verhältnis zu einer ambitionierten Wettkampfausdauer gerechten Trainingsausfahrt oder gar einer Wettkampffahrt. Außerdem ist die Qualität der Fahrtechnik beider Vergleichsgruppen unterschiedlich. Bedingt durch die höhere Kilometerleistung, gute Koordination, Training und Fahrerfahrung ist die Fahrtechnik der Wettkampffahrer besser, so dass wohl Stürze, Sturz- und Verletzungssituationen verhindert werden können.

Als häufigste Verletzungen werden wie auch bei anderen Studien ((1;49;64) offene Wunden angegeben. Diese leichten Verletzungen beinhalten Schürf-, Riss-, Quetsch- und Schnittwunden. Sowohl bei Breiten- als auch bei Leistungssportlern machten sie 40,4 % bzw. 32,3 % aller Verletzungen aus. Wie auch in anderen Auswertungen (18) auffällig weisen Breitensportler vermehrt Frakturen des Schlüsselbeins auf (2 Frakturen bzw. 2,1 % vs. 0 Frakturen bzw. 0 %). In der Studie von Oehlert waren von insgesamt 24 Frakturen 15 Schlüsselbeinbrüche vertreten.

In den Untersuchungen von (64) wurden bei Sportlern aller Klassen Fahrunfälle durch zu schnelles Fahren (36 %), Unvertrautheit des Geländes (34,7 %), Konzentrationsmangel (22,7 %), Überforderung durch das Gelände (19,6 %) und Drogeneinfluss (2,6 %) angegeben (64). Zwanzig Prozent der Befragten dieser Studie konnten aufgrund der schweren Verletzung und der fehlenden Erinnerung keine Angaben machen. In meinen Untersuchungen wurden vor allem Fahrfehler als Grund für den Sturz angegeben. Außerdem erfolgten die Stürze beim Bergabfahren (29x), seltener beim Bergauffahren (1x). Beide Fahrten sind physikalische Auseinandersetzungen mit der Hangabtriebskraft. Stürze Bergauf erfolgen entweder durch unangepasste Körperposition auf dem Bike oder fehlender Geschwindigkeit. Durch falsche Schwerpunktverteilung kann das Vorderrad hochsteigen und führt meist so zu Kontrollverlust. Aufgrund mangelnder Geschwindigkeit (zu steiles Gelände, „Kettenklemmer", etc.) ist auch die Translationkraft (Aufstellmoment bei Drehbewegung, bzw. Stabilisation durch Rotation) geringer und folglich ist die Position auf dem Fahrrad instabil, was zu einem seitlichen Umfallen führen kann.
Stürze beim Bergabfahren könnten mehrere Gründe haben. Falsche Körperposition und falsches Bremsen können z.B. zu einem Sturz über den Lenken führen, zu hohe Bergabfahrtsgeschindigkeiten zu Kontrollverlust.
Von Bedeutung ist auch die Bodenbeschaffenheit bzw. auf welchem Boden sich der Sportler bewegt. Stürze kommen gehäuft vor, wenn der Boden aus Schotter (19x) oder Kies (9x) besteht. Durch die losen Untergründe kann ein seitliches Wegrutschen infolge von Bremsen eintreten, da das Bremsen durch ein schneller blockierendes Rad unkontrolliert wird und die geringere und fehlende Haftreibung zu einem Sturz führt. Als zweithäufigste (11x) Sturzursache wurde Nässe genannt. Besonders der Waldboden ist bei Nässe tückisch und erfordert bei Bergauf- bzw. Bergabfahrten hohe Konzentration. Feuchte bzw. nasse Waldböden führen meist zu sehr rutschigen Wurzeln, ähnlich plötzlich auftretenden Eisflächen.
Die Notwendigkeit eines gezielten Krafttrainings während der Saison ist enorm, da das antrainierte Kraftvermögen aus der Saisonvorbereitung sehr zügig wieder sinkt, wenn nicht mindestens 1 Mal pro Woche gezielt Krafttraining gemacht wird [Schmidt – Mountainbiketraining]. Von den Breitensportlern gaben 9 % an, regelmäßig ein explizites Krafttraining für ihren Sport und als präventive Maßnahme durchzuführen Bei den Weltkampffahrern waren 92 % (12 von 13 Sportlern). Ein explizites Dehn- und Stretchprogramm führten dahingegen 13 % der Hobbyfahrer und 85 % der Hochleistungsfahrer regelmäßig durch, denn diese regenerative Maßnahme ist wichtig zur

Leistungsstabilisierung und -optimierung (18). Hinsichtlich des Ausgleichsports zum Mountainbiken gaben viele Sportler an, etwas aktiv zu tun. Von den Breitensportlern gaben 27 % an, laufen zu gehen, 21,8 % zu schwimmen und 14,1 % Fitnesstraining zu machen. Von den Wettkampforientieren Fahrern gingen über die Hälfte (je 54 %) joggen oder zum Fitness. Angaben wie Fußball oder Wintersport sind eher als nichtig zu betrachten, da ersteres kein Ausdauersport ist, der gezielt die Muskeln kräftigt, und Wintersport wiederum, den 54 % der Leistungssportler angaben, aufgrund der gegensätzlichen Jahreszeiten nicht zum Aufbau und Kräftigung der Muskulatur während der Saison betrachtet werden kann. Wahrscheinlich aber haben die Befragten bei der Beantwortung der Frage den mentalen Ausgleich zum MTB-Fahren gemeint und so weitere Hobbies aufgezählt.

Nichtdestotrotz gaben 26 % der Hobbysportler und 77 % der Spitzenfahrer an während der Winterpause Indoorcycling zu betreiben. 12 % bzw. 8 % bevorzugten eher das Spinning. Diese Maßnahmen neben einem gezielten Krafttraining eignen sich hervorragend für die kommende Saisonvorbereitung.

Zusätzliche Schulungen zu Fahrtechnik, das von 13 % der Breitensportler wahrgenommen wurde, bietet zusätzliche optimale Vorbereitung auf eine spannende, verletzungsarme MTB-Saison.

5. Zusammenfassung

Mountainbikefahren ist ein beliebter Freizeitsport und seit 1996 olympisch.
Die Sportart Mountainbiken wird in unterschiedliche Untergruppierungen wie CrossCountry (CC/XC), Downhill (DH), DualSlalom (DS), Fourcross (4X), Freeride (FR), Trail und Dirt eingeteilt und mit einem an die Disziplin angepassten Mountainbike (MTB) gefahren. Je nachdem, welche Disziplin ausgeübt wird, sind die physiologischen Anforderungen im Bereich der Langzeitausdauer oder des Sprints angesiedelt. Dadurch ergibt sich für den Fahrer eine individuelle Beanspruchung hinsichtlich Energiemobilisierung (aerob und anaerob) sowie Kraftausdauer und Schnellkraft. Für die Ausübung des jeweiligen Sports mit Wettkampfgedanken sind Krafttraining, Koordinationsfähigkeit, Fahrtechnik, Durchsetzungswillen, Risikobereitschaft, Antizipationsfähigkeit, Entwickeln einer Wettkampfstrategie und ein technisch einwandfreies MTB essentiell.
Dennoch sind in diesem wie in vielen anderen Sportarten Überlastungsbeschwerden und Verletzungen möglich. Überlastungstechnisch treten Beschwerden vor allem an den drei Kontaktpunkten des Sportlers (Hand, Gesäß, Fuß) mit seinem Sportgerät auf. Des Weiteren wird vermehrt über Beschwerden an der Halswirbelsäule / am Nacken, am Kniegelenk, an der Lendenwirbelsäule und den Schultern in Form von Kribbeln, Schmerzen, Verspannungen, Steifheit und Taubheit berichtet. Beschwerden bzw. Schäden an den Handgelenken führen zu Extensionen, Kompressionen und Läsionen und können sogar das Guyon-Logensyndrom oder Karpaltunnelsyndrom Hypothenar-Hammer-Syndroms hervorrufen.
Kribbeln, Taubheitsgefühle, Schmerzen, Entzündungen, Brennen, sogar sensible und motorische Ausfälle können folgen. Im schlimmsten Fall kann es zu akuten oder chronischen Traumen mit Verengung, Thrombosierung oder Aneurysmabildung ausarten.
Hautirritationen im Gesäß stellen zusätzlich große Probleme dar, da der Sitzbereich als der am stärksten auftretende und schmerzende Bereich gilt. Die einwirkenden Kräfte durch die Bodenunebenheiten werden auf die passiven Strukturen des Gesäßes weitergeleitet. Dabei spielen auch urologische Aspekte eine Rolle, die sich in Problemen wie Taubheitsgefühl, erektile Dysfunktion, an Veränderungen des Harnwegs, der Prostata und der Hoden sowie an herabgesetzer Qualität und Quantität von Spermatozoen widerspiegeln.
Trotz Sicherheitsverbesserung, Sicherheitsaufklärung und Verletzungsprävention beispielsweise durch das Tragen eines Helms macht gerade Radfahren etwa 10,3 % aller

Verletzungen, 31 % aller Sportverletzungen und 48,4 % aller Verkehrsverletzungen aus. Dabei sind sie im Mountainbikesport meist sturzbedingt und können nach vorn und zur Seite erfolgen, wobei Stürze über den Lenker die stärkeren Verletzungen nach sich ziehen. Besonders stark stürzen Downhill-Fahrer und Freerider. Auch ist das Verletzungsrisiko mit durchschnittlich 12,0 Verletzungen pro 1.000 Radstunden bei Frauen höher als bei Männern (6,8 Verletzungen). Den größten Anteil an Verletzungen bilden die leichten Verletzungen zu den hauptsächlich Abschürfungen und Kontusionen (Prellungen) gehören. Distorsionen und Kapselbandverletzungen, Zerrungen und Verstauungen liegen etwa in der Größenordnung von 10 – 20 % aller Mountainbikeverletzungen, muskuläre Verletzungen etwa bei 5,4 %. Ebenfalls sehr häufig verletzt wird das Kniegelenk. Frakturen (20-30 % aller Verletzungen) betreffen im Breitensport die unteren und bei Weltcupfahrern eher die oberen Extremitäten. Trotz des Tragens eines Helmes kann es beim Stürzen zu schweren HWS-Verletzungen und Schädel-Hirn-Traumen kommen.

Ein eigener in diesem Rahmen entwickelte Fragebogen lieferte zusätzliche Informationen zu Verletzungen und Beschwerden beim Mountainbikesport. So konnten Daten von 78 Breiten- und 13 Wettkampfsportler, die eine wöchentliche Fahrleistung von 86 km bzw. 190 km/pro Saison angaben. Zwar trugen 98,9 % aller Befragten einen MTB-Helm sowie weitere Schutzausrüstungen beim Ausüben ihrer Sportart, verletzten sich aber dennoch.

Von den Hobbysportlern wurden insgesamt 202 Beschwerden und 94 Verletzungen angegeben, so dass sich eine Beschwerderate von 2,6 Beschwerden bzw. eine Verletzungsrate von 1,2 Verletzungen pro Sportler ergab. Sie litten an kribbelnden Fingern und Handflächen, an Nackenverspannungen der HWS sowie Gesäßschmerzen. Offene Wunden (40,4 %), aber auch Kontusionen, Bandläsion und Frakturen wurden als Verletzungen genannt.

Dahingegen gaben die Leistungssportler insgesamt nur 8 Beschwerden aber 31 Verletzungen an. Dies ergibt eine Verletzungsrate von 2,4 Verletzungen/Sportler und ist somit (im ersten Moment) höher als die der Hobbysportler (1,2). Unter der Betrachtung der gefahrenen 3-fachen Kilometerstreckenleistung pro Saison, ergibt sich eine korrigierte Verletzungsrate der Hobbyfahrer von 3,6 Verletzungen/Sportler.

Die Beschwerden der Wettkampfsportler verteilten sich zu 75 % auf den Bereich des Gesäßes und des Damms, 12,5 % auf den Unterarm sowie 12,5 % auf die Finger. Auf die 31 Verletzungen kamen hauptsächlich 32,3 % offene Wunden, 22,6 % Kontusionen und 12,9 % Frakturen. Körperteilspezifisch war eine ähnliche Lokalisation der Verletzungen innerhalb beider Untersuchungsgruppen zu beobachten. Sowohl bei den Hobbysportlern

als auch bei den Leistungssportlern wurde die Haut durch Schürfwunden verletzt (40,4 % vs. 32,3 %). Bei den Breitensportlern folgten Verletzungen der Schulter inklusive und bei den wettkampforientierten Fahrern die Hand mit Gelenk. Als Hauptursache der Verletzungen gaben beide Kohorten Fahrfehler an. Dabei erfolgten die Stürze bei den breitensportorientierten Fahrern generell beim Bergabfahren. Im Hochleistungsbereich wurden dazu leider keine Angaben gemacht. Als weitere wichtige Sturzursache gaben 19 Hobby- und 8 Wettkampffahrer schotterigen Untergrund an.
Über die Notwendigkeit eines gezielten Krafttrainings während der Saison bewusst waren sich 9 % der Breitensportler und 92 % der Weltkampffahrer und gaben an, regelmäßig ein explizites Krafttraining als präventive Maßnahme durchzuführen. Außerdem gaben 26 % der Hobbysportler und 77 % der Spitzenfahrer an während der Winterpause Indoorcycling zu betreiben. 12 % bzw. 8 % bevorzugten eher das Spinning, um sich auf die kommende Saison vorzubereiten. Angebote zu zusätzlichen Schulungen der Fahrtechnik wurden nur von 13 % der Breitensportler wahrgenommen.
Erhaltene Daten der befragten Mountainbike-Sportler bestätigten andere bereits publizierte Untersuchungen. Da die Befragten zu 99 % regelmäßig einen Helm trugen, sind scherwiegende Verletzungen in den letzten zwei Saisonen nicht aufgetreten. Zusätzliche Protektoren bzw. lange Kleidung an den Extremitäten könnten das Risiko von offenen Wunden, die die Hauptverletzung darstellten, noch zusätzlich verringern. Das Tragen von Protektoren wie beim Downhill bietet weiteren Schutz.

6. Literaturnachweis

(1) Gaulrapp H, Weber A, Rosemeyer B. Injuries in mountain biking. *Knee Surg Sports Traumatol Arthrosc* 2001;**9**(1):48-53.

(2) Böhler H, Ebert C, Head A *et al.* Mountainbiken: Alpin-Lehrplan 7. München: BLV Buchverlag GmbH & Co. KG, 2006.

(3) Gaulrapp H. Mountainbiking. In: Klümper A, editor. Sporttraumatologie: Handbuch der Sportarten und ihre typischen Verletzungen. Landsberg / Lech: ecomed, 1998: 1-22.

(4) The History of Mountain Biking. http://www.mtnbikehalloffame.com/page.cfm?pageid=4 . 2011.
Ref Type: Electronic Citation

(5) Gerig U, Frischknecht T. richtig mountainbiken. 4. Auflage ed. München: 2008.

(6) Clasing D, Donike M, Engelhardt M *et al.* Handbuch Radsport: Geschichte und Entwicklung, Freizeitradsport und Radrennsport, Technik und Training, Ernährung und Medizin. München: BLV Verlagsgesellschaft mbH, 1996.

(7) Haymann F, Stanciu U. Alles übers Mountainbike. Bielefeld: 2005.

(8) Arnold MP. [Mountain biking. Cool way to enjoy nature with side effects]. *Orthopade* 2005;**34**(5):405-10.

(9) Warnke K, Phieler M. Trendsportarten: Belastungsprofile, Verletzungsmuster, Therapien. Köln: Deutscher Ärzte-Verlag GmbH, 2006.

(10) Natter A. Mountainbike-Training perfekt. München: Stiebner Verlag GmbH, 2006.

(11) Haymann F. Freeride: Moves, Bikes und Parks. Bielefeld: Delius, Klasing & Co. KG, 2010.

(12) BDR. Was ist Trial - Die hohe kunst des Balancierens. http://fahrradtrial.info/downloads/Prospekt_BDR_Trial.pdf . 2011.
Ref Type: Electronic Citation

(13) Fachausschuss MTBO (FA MTBO). Mountainbike Orienteering. http://www.mtbo-deutschland.de/index.php/home.html . 2011.
Ref Type: Electronic Citation

(14) Lüchtenberg D. Mountainbiken. Stuttgart: Paul Pietsch-Verlage GmbH & Co, 2009.

(15) Schmidt A. Mountainbiketraining. 4. Auflage ed. Aachen: Meyer & Meyer Verlag, 2008.

(16) Weineck J. Sportanatomie. 15. Auflage ed. Balingen: Spitta-Verlag, 2002.

(17) Gösele-Koppenburg A, Jenoure P, Farkas G *et al.* Mountainbike - Verletzungen und Überlastungsschäden. *Sportortopädie - Sporttraumatologie* 2008;**24**(3):143-8.

(18) Oehlert K, Wolk T, Hassenpflug J. [Injuries, training and driving technique of competitive mountain-bikers]. *Sportverletz Sportschaden* 2004;**18**(4):190-5.

(19) Froböse I, Lücker B, Wittmann K. Überlastungssymptome von Mountainbikern - Eine empirische Untersuchung mittels Fragebogenerhebung. *Deutsche Zeitschrift für Sportmedizin* 2001;**52**(11):311-5.

(20) Miltner O. Mountainbiken. In: Grifka J, Engelhardt M, Krüger-Franke M et al, editors. Sportverletzungen - Sportschäden. Stuttgart: Georg Thieme Verlag, 2005: 176-9.

(21) Peterson L, Renström P. Verletzungen im Sport: Prävention und Behandlung. 3. Auflage ed. Köln: Deutscher Ärzte-Verlag GmbH, 2002.

(22) Renström P. Sportverletzungen und Überlastungsschäden - Prävention, Therapie, Rehabilitation. Köln: Deutscher Ärzte-Verlag GmbH, 1997.

(23) Haaker R. Sportverletzungen - was tun? 2. Auflage ed. Heidelberg: Springer Verlag Berlin, 1998.

(24) Engelhardt M. Sportverletzungen: Diagnose, Management und Begleitmaßnahmen. 2. Auflage ed. München: Elsevier GmbH, 2009.

(25) Conn J, Jr., Bergan JJ, Bell JL. Hypothenar hammer syndrome: posttraumatic digital ischemia. *Surgery* 1970;**68**(6):1122-8.

(26) Scharnbacher J, Letzel S. Hypothenar-Hammer-Syndrom bei Sportlern. *Deutsche Zeitschrift für Sportmedizin* 2006;**57**(7/8):201-5.

(27) Applegate KE, Spiegel PK. Ulnar artery occlusion in mountain bikers. *J Sports Med Phys Fitness* 1995;**35**(3):232-4.

(28) Schmidt A. Handbuch für Radsport. 5. Auflage ed. Aachen: Meyer & Meyer Verlag, 2010.

(29) Clarsen B, Krosshaug T, Bahr R. Overuse injuries in professional road cyclists. *Am J Sports Med* 2010;**38**(12):2494-501.

(30) Mellion MB. Neck and back pain in bicycling. *Clin Sports Med* 1994;**13**(1):137-64.

(31) Temme C. Radsport. In: Engelhardt M, editor. Sportverletzungen - Diagnose, Management und Begleitmaßnahmen. Elsevier, Urban & Fischer, 2006: 383-7.

(32) Rost R. Lehrbuch der Sportmedizin. Köln: Deutscher Ärzte-Verlag GmbH, 2001.

(33) Vogt S, Schumacher YO, Bültermann D *et al.* Urologische Probleme im Radsport. *Sportortopädie - Sporttraumatologie* 2005;**21**(2):95-7.

(34) Sommer F, Konig D, Graft C *et al.* Impotence and genital numbness in cyclists. *Int J Sports Med* 2001;**22**(6):410-3.

(35) Mitterberger M, Germer MP, Neuwirt H *et al.* Do Mountain Bikers have a Higher Risk of Scrotal Disorders than On-Road Cyclist? *Clin J Sport Med* 2008;**18**(1):49-54.

(36) Frauscher F, Klauser A, Hobisch A *et al.* Subclinical microtraumatisation of the scrotal contents in extreme mountain biking. *Lancet* 2000;**356**(9239):1414.

(37) Klümper A. Achillodynie. Sporttraumatologie - Handbuch der Sportarten und ihrer Verletzung. Landsberg / Lech: ecomed, 2000: 1-28.

(38) Wegner U. Sportverletzungen. Hannover: Schlütersche GmbH & Co KG, Verlag & Druckerei, 2003.

(39) Gassner R, Tuli T, Emshoff R *et al.* Mountainbiking--a dangerous sport: comparison with bicycling on oral and maxillofacial trauma. *Int J Oral Maxillofac Surg* 1999;**28**(3):188-91.

(40) Chow TK, Kronisch RL. Mechanisms of injury in competitive off-road bicycling. *Wilderness Environ Med* 2002;**13**(1):27-30.

(41) Nelson NG, McKenzie LB. Mountain biking-related injuries treated in emergency departments in the United States, 1994-2007. *Am J Sports Med* 2011;**39**(2):404-9.

(42) Kim PT, Jangra D, Ritchie AH *et al.* Mountain biking injuries requiring trauma center admission: a 10-year regional trauma system experience. *J Trauma* 2006;**60**(2):312-8.

(43) Kronisch RL, Pfeiffer RP. Mountain biking injuries: an update. *Sports Med* 2002;**32**(8):523-37.

(44) Kronisch RL, Pfeiffer RP, Chow TK *et al.* Gender differences in acute mountain bike racing injuries. *Clin J Sport Med* 2002;**12**(3):158-64.

(45) Gaulrapp H, Weber A, Rosemeyer B. Verletzungen beim Mountainbiken: Breitensportler vs. Weltcupfahrer. *Deutsche Zeitschrift für Sportmedizin* 1998;**49**(8):236-40.

(46) Jeys LM, Cribb G, Toms AD *et al.* Mountain biking injuries in rural England. *Br J Sports Med* 2001;**35**(3):197-9.

(47) Nehoda H, Hochleitner BW, Hourmont K *et al.* Central liver hematomas caused by mountain-bike crashes. *Injury* 2001;**32**(4):285-7.

(48) Dingerkus ML, Martinek V, Kölzow I *et al.* Verletzungen und Überlastungsschäden beim Mountainbiken. *Deutsche Zeitschrift für Sportmedizin* 1998;**49**(8):242-4.

(49) Himmelreich H, Pralle H, Vogt L *et al.* [Mountainbike injuries in world-cup and recreational athletes]. *Sportverletz Sportschaden* 2007;**21**(4):180-4.

(50) Carmont MR. Mountain biking injuries: a review. *Br Med Bull* 2008;**85**:101-12.

(51) Apsingi S, Dussa CU, Soni BM. Acute cervical spine injuries in mountain biking: a report of 3 cases. *Am J Sports Med* 2006;**34**(3):487-9.

(52) Dodwell ER, Kwon BK, Hughes B *et al.* Spinal column and spinal cord injuries in mountain bikers: a 13-year review. *Am J Sports Med* 2010;**38**(8):1647-52.

(53) Schwenzer N. Sporttraumatologie des Kiefer- und Gesichtsbereiches. *Deutsche Zeitschrift für Sportmedizin* 2000;**51**(11):369-72.

(54) Zerman N, Cavalleri G. Traumatic injuries to permanent incisors. *Endod Dent Traumatol* 1993;**9**(2):61-4.

(55) Bastone EB, Freer TJ, McNamara JR. Epidemiology of dental trauma: a review of the literature. *Aust Dent J* 2000;**45**(1):2-9.

(56) Tapias MA, Jimenez-Garcia R, Lamas F *et al.* Prevalence of traumatic crown fractures to permanent incisors in a childhood population: Mostoles, Spain. *Dent Traumatol* 2003;**19**(3):119-22.

(57) Tovo MF, dos Santos PR, Kramer PF *et al.* Prevalence of crown fractures in 8-10 years old schoolchildren in Canoas, Brazil. *Dent Traumatol* 2004;**20**(5):251-4.

(58) Muller KE, Persic R, Pohl Y *et al.* Dental injuries in mountain biking--a survey in Switzerland, Austria, Germany and Italy. *Dent Traumatol* 2008;**24**(5):522-7.

(59) Chow TK, Corbett SW, Farstad DJ. Do conventional bicycle helmets provide adequate protection in mountain biking? *Wilderness Environ Med* 1995;**6**:385-90.

(60) Kronisch RL, Pfeiffer RP, Chow TK. Acute injuries in cross-country and downhill off-road bicycle racing. *Med Sci Sports Exerc* 1996;**28**(11):1351-5.

(61) Kelsch G, Helber MU, Schmid K *et al.* Sind schwere Kopfverletzungen durch einen Fahrradschutzhelm vermeidbar? *Deutsche Zeitschrift für Sportmedizin* 1998;**49**(8):245-7.

(62) Weber J, Jaksche H. Radsportunfälle mit schwerem Schädel-Hirn-Trauma. *Deutsche Zeitschrift für Sportmedizin* 1998;**49**(8):232-5.

(63) Weineck J. Optimales Training. 15.Auflage ed. Balingen: Spitta Verlag GmbH & Co. KG, 2007.

(64) Chow TK, Bracker MD, Patrick K. Acute injuries from mountain biking. *West J Med* 1993;**159**(2):145-8.